DIETA
antissal

Lyssie Lakatos
Tammy Lakatos Shames

DIETA
antissal

4 SEMANAS PARA EMAGRECER E TORNAR-SE MAIS SAUDÁVEL

Tradução
Maria Clara de Biase W. Fernandes

1ª edição

Rio de Janeiro | 2018

CIP-BRASIL. CATALOGAÇÃO NA PUBLICAÇÃO
SINDICATO NACIONAL DOS EDITORES DE LIVROS, RJ

L195d   Lakatos, Lyssie
       A dieta antissal: 4 semanas para emagrecer e tornar-se mais saudável/Lyssie
Lakatos, Tammy Lakatos Shames; tradução Maria Clara de Biase Wyszomirska
Fernandes. - 1. ed. - Rio de Janeiro : BestSeller, 2018.

       Tradução de: The Secret to Skinny
       Apêndice
       ISBN 978-85-465-0074-1

       1. Emagrecimento. 2. Dieta de emagrecimento. I. Shames, Tammy Lakatos.
II. Título.

17-46569   CDD: 613.25
                                      CDU: 613.24

Texto revisado segundo o novo Acordo Ortográfico da Língua Portuguesa.

Título original norte-americano
THE SECRET TO SKINNY
Copyright © 2009 by Tammy Lakatos Shames e Lyssie Lakatos
Copyright da tradução © 2018 by Editora Best Seller Ltda.

Capa: Anderson Junqueira
Editoração eletrônica: Ilustrarte Design e Produção Editorial

Todos os direitos reservados. Proibida a reprodução,
no todo ou em parte, sem autorização prévia por escrito da editora,
sejam quais forem os meios empregados.

Direitos exclusivos de publicação em língua portuguesa para o Brasil
adquiridos pela
EDITORA BEST SELLER LTDA.
Rua Argentina, 171, parte, São Cristóvão
Rio de Janeiro, RJ – 20921-380
que se reserva a propriedade literária desta tradução

Impresso no Brasil

ISBN 978-85-465-0074-1

Seja um leitor preferencial Record.
Cadastre-se e receba informações sobre nossos lançamentos e nossas promoções.

Atendimento e venda direta ao leitor
mdireto@record.com.br ou (21) 2585-2002

Para Summer e Riley

Sumário

Agradecimentos 9

Introdução 11

Capítulo 1 | O que o sal tem a ver com o peso e a saúde? 19
Mais do que você pensa

Capítulo 2 | Seu pontapé inicial para a magreza: 27
conheça os alimentos com sinal verde — emagrecedores,
anti-inchaços e limpadores

Capítulo 3 | Dez dias de cardápios de pontapé inicial 73

Capítulo 4 | Torne-se um especialista em sal: descubra 97
e reduza o sal no mundo real

Capítulo 5 | Ferramentas para você manter o rumo: 117
a regra da mão e o diário alimentar

Capítulo 6 | Fase 2: o plano de manutenção 125

Capítulo 7 | Duas semanas de cardápios de plano de manutenção 149

Capítulo 8 | Alimentos com sinal vermelho: causadores 179
de constipação, causadores de inchaço, engordativos
e causadores de flacidez

Capítulo 9 | Mexa-se e emagreça 199

Capítulo 10 | As receitas magras favoritas das Gêmeas da Nutrição 211

Apêndice I: Sua medida da magreza: acompanhe seu progresso 275

Apêndice II: O diário alimentar 277

Referências

Agradecimentos

Agradecimentos especiais à nossa magnífica editora, Allison Janse, que com incrível visão e incansáveis esforços ajudou a dar forma a este livro. Foi muita sorte termos a oportunidade de trabalhar com você, e realmente não poderíamos ter tido uma editora mais criteriosa e dedicada. Obrigada. Agradecemos à nossa maravilhosa agente literária, Laura Dail, da Laura Dail Literary Agency, por sempre acreditar em nós e pela magia que fez tudo isso acontecer.

Nossos mais sinceros agradecimentos a todos na HCI, especialmente a Carol Rosenberg e Candace Johnson, por guiarem este livro até o final; a Kim Weiss, por seu incrível talento em RP; e a Tonya Woodworth, por seu fantástico olhar para detalhes.

Agradecemos à surpreendente Jessica Fishman Levinson por seu grande apoio, seu trabalho árduo e seu conhecimento em nutrição. Sem suas fantásticas contribuições literárias este livro não seria o que é.

Somos gratas a Theresa Quadrozzi, por sua inspiração, seu incentivo e sua experiência em redação.

Agradecemos a todos os nossos clientes que nos ensinaram a transformar a ciência da nutrição em práticos conselhos diários, mesmo para aqueles mais ocupados.

Somos muito gratas a todos os grandes chefs que contribuíram com suas deliciosas receitas para nosso livro.

A Lou D'Amico, um enorme obrigada, por nos manter criativas e sempre nos ajudar a encontrar uma "salternativa".

E também a Sara Joseph, por seu apoio e por estar tão no topo de nosso jogo de RP — e, é claro, por ser uma grande amiga.

Em uma nota pessoal, agradecemos a nossos incríveis amigos e familiares por sempre estarem presentes para nós. Sem cada um de vocês, esta jornada não seria a experiência feliz que é.

Agradecemos a mamãe e papai por seu amor e apoio a tudo que fazemos — sem vocês, nunca estaríamos onde estamos hoje.

E ao marido de Tammy, Scott, por seu apoio constante e por ajudá-la a atravessar longas horas.

Por último, mas certamente não menos importante, agradecemos às filhas gêmeas de Tammy, Summer e Riley, por sempre nos fazerem sorrir, por nos ajudarem a manter as coisas em perspectiva e nos lembrarem do que mais valorizamos. Vocês duas são verdadeiramente uma inspiração.

Introdução

Como nutricionistas e personal trainers, passamos mais de uma década ajudando milhares de clientes a ficar saudáveis e com os corpos que desejavam. Nossos clientes não só normalmente atingem o peso desejado como, o que é ainda mais importante, se *mantêm* magros. Eles deram adeus ao efeito sanfona e optaram por se manter em forma para sempre.

Embora nossas convicções essenciais sobre a perda de peso não sejam influenciadas por modismos, estamos constantemente aperfeiçoando nossos métodos para descobrir modos inovadores de ajudar nossos clientes a obter o máximo de resultados. Nossa descoberta mais recente nos levou a escrever este livro, porque encontramos o que consideramos o elo que faltava quando se trata de perda de peso. Muitos novos clientes nos procuram frustrados depois de meses ou anos de dieta sem resultados satisfatórios ou duradouros, convencidos de que não conseguirão perder aqueles quilos persistentes devido ao excesso de carboidratos, poucos exercícios cardiovasculares ou abdominais. E embora, às vezes, estejam certos, após analisar seus hábitos percebemos que, quase sempre, algo mais está passando despercebido, impedindo-os de ficar com o corpo que desejam.

O culpado? É algo aparentemente inocente e, com frequência, invisível. Por isso, quando se trata de emagrecimento, a maioria das pessoas não lhe dá muita atenção. Mas se você está tentando perder peso, é uma das piores palavras de três letras: S-A-L. E, como explicaremos, nossa experiência prova que se você aprender a diminuir o sal, diminuirá um número de manequim — ou mais — e acrescentará anos à sua vida.

O sal é onipresente. A maioria de nós ingere sem saber 75% de sal de alimentos prontos, não do saleiro. Segundo um artigo de 2008 da revista *Time*, um típico adulto norte-americano ingere 50% a mais de sal do que ingeria na década de 1960 — *mais que o dobro da quantidade que nossos corpos podem processar*. Os fabricantes põem sal em tudo, especialmente nos alimentos "saudáveis" que ingerimos obedientemente tentando fazer o "certo" — tudo, de molhos para salada com baixo teor de gordura e comidas prontas diet a carnes magras, sopas, pães de trigo e cereais anunciados como saudáveis.

Por que excesso de sal = excesso de peso?

Quando dentro do corpo, o sal causa estragos na cintura. Na verdade, um estudo de 2007 publicado em *Obesity Research* mostra que dietas ricas em sal estão diretamente associadas ao aumento das células de gordura no corpo. Pior ainda, o sal faz as células de gordura que você já tem ficarem mais densas. Células de gordura mais densas? *Não, obrigada!*

Se você ingere muito sal, seus rins têm de trabalhar mais para excretar o excesso. No mundo ocidental, "excesso" é um eufemismo. A maioria das pessoas ingere de 4.000 a 6.000mg de sal *por dia*, excedendo em muito as 1.500 a 2.400mg com que o corpo pode lidar. Não importa o quanto seus rins trabalhem para reduzir o sódio no corpo, o sal aumenta nos tecidos, causando saturação de sal nas células e toxicidade salina. O sal em excesso danifica as células. E células danificadas não funcionam em sua melhor forma. Isso significa que todos os processos corporais vão sofrer, inclusive seu metabolismo e sua capacidade de queimar gordura e reparar músculos. Uma dieta rica em sal endurece as artérias, tornando mais difícil para o oxigênio responsável por queimar gordura chegar às células. Menos oxigênio nas células significa um metabolismo menos eficiente e, portanto, menos gordura geral queimada.

Além disso, o sal *aumenta* os desejos por alimentos. Obviamente, fome é a última coisa que você quer quando tenta emagrecer. Esse pode ser um dos motivos de a pesquisa mostrar que dietas de elevado teor de sal levam à obesidade.

O sal e o temido inchaço

Se você ingere mais sal do que precisa, nunca combaterá o inchaço, porque uma dieta rica em sal o faz reter líquido. Mesmo quando perde a quantidade significativa de peso e a gordura corporal que esperava perder, você, frequentemente, ainda se sente gordo e inchado. Por quê? O sódio atrai e retém líquido, o que aumenta o volume de sangue. Maior volume de sangue significa que seu corpo se expande, deixando-o maior e mais cheio. Se você consome muito sal, pode estar retendo de 2 a 4,5kg de líquido extra. Isso equivale a algo entre dez a vinte garrafas de água de 250ml! Mesmo se você é magro, esse líquido extra fará você parecer gordo e inchado. Essa, provavelmente, não é a aparência que você deseja. Se isso não bastar para fazê-lo reduzir o sal, pense em como o sal está pondo sua saúde em risco.

O sal e a sua saúde

Durante anos as pessoas acreditaram que o sal só poderia causar doença se estivesse elevando a pressão arterial. A ideia era que enquanto sua pressão arterial permanecesse normal, nenhum dano estaria sendo causado. A verdade é que o consumo excessivo crônico de sal danifica o coração, o cérebro, os rins e as artérias. A hipertensão é um *sintoma* muito comum desse dano. Contudo, a ausência de um sintoma (como a hipertensão) não significa que a doença não está presente. Mesmo que sua pressão arterial não seja alta, você ainda pode ter a doença subjacente: toxicidade salina. Muitos de nós, com pressão arterial normal, temos uma falsa sensação de segurança. Mas a verdade é que, quanto mais sal ingerimos, maior a tensão em nosso coração, que é o músculo mais importante do corpo humano. Se ele não estiver funcionando corretamente, o sangue e os nutrientes não conseguem chegar de maneira eficiente aos músculos, tecidos e órgãos. Com o passar do tempo, a tensão do sal no coração prejudica todo o corpo, mesmo sem um diagnóstico de hipertensão. A maioria das pessoas sabe que a hipertensão é um importante fator de risco de doença cardíaca. Colesterol alto e artérias endurecidas também são fatores de risco. Mas você sabia que se reduzir a ingestão de sal durante toda a vida, colesterol alto e artérias endurecidas representarão uma ameaça menor? O sal contribui diretamente para a doença cardiovascular, a principal causa de morte nos Estados Unidos, matando prematuramente mais norte-americanos por ano do que todos os tipos de câncer juntos. E isso é apenas o começo. De fato, o sal representa uma ameaça tão grande que finalmente o mundo está tomando uma atitude. O sal está chegando ao topo da agenda de saúde mundial; todas as principais agências de saúde, inclusive a World Health Organization e a National Academy of Sciences, recomendaram reduções drásticas no consumo de sódio.

Ingira menos sal e você reduzirá seu risco de câncer de estômago, osteoporose e cálculos renais. Além disso, manterá o seu corpo funcionando melhor. Portanto, se quiser controlar seu peso e sua saúde, você precisa se tornar um especialista em sal. Esperamos que nossos clientes reduzam o sal e que também possamos ajudá-lo. É a sua vez de conquistar o corpo magro e saudável de seus sonhos. Nós vamos ajudá-lo a reduzir o consumo de sal — e seu peso — para sempre.

A dieta antissal

Este livro lhe fornece um mapa detalhado para chegar à sua melhor forma física. Você não só ficará firme e tonificado como se livrará para sempre da sensação de inchaço. Comece medindo seu peso, sua cintura, suas nádegas, os quadris e as coxas, sua pressão arterial e seu nível de colesterol (veja no Apêndice I uma tabela para acompanhar seu progresso). Peça a seu médico para medir sua pressão arterial e seu colesterol. Para saber qual é seu colesterol é preciso um simples exame de sangue. Após quatro semanas em seu plano, teste de novo. Você perderá, no mínimo, 4,5kg (provavelmente mais, se tiver muito peso a perder), diminuirá pelo menos um número de manequim (provavelmente mais) e perderá pelo menos 2,5 cm de cintura, quadris e coxas. Provavelmente, também verá significativa melhora em sua pressão arterial e em seu nível de colesterol. Para cada três pontos que diminuir em sua pressão arterial, diminuirá em 8% seu risco de morrer de acidente vascular cerebral (AVC) e em 5% sua chance de morrer de doença cardíaca.

Suas armas para perder peso: emagrecedores, limpadores e anti-inchaços

Você deverá compor suas refeições e seus lanches com alimentos-chave que classificamos como com "sinal verde": emagrecedores, limpadores e anti-inchaços. Esses alimentos são seus melhores amigos quando se trata de perder peso. Por quê? Os emagrecedores fornecem energia ao corpo e possuem importantes vitaminas que ajudam a transformar o alimento em energia utilizável. Com alto teor de fibras e nutrientes, ou cheios de proteína magra, os emagrecedores fornecem energia duradoura sem os picos e as quedas de açúcar que fazem você tender à compulsão alimentar. Os limpadores e anti-inchaços têm alto teor de água e fibras. Evitam a prisão de ventre (e o inchaço que a acompanha), ajudam a excretar o excesso de sal do corpo e fazem você se sentir saciado por mais tempo.

Além dos alimentos com sinal verde, também abriremos seus olhos para os maiores sabotadores do emagrecimento que estão escondidos nos alimentos que você ingere todos os dias. Revelaremos os alimentos com "sinal vermelho" causadores de constipação e inchaço, engordativos e causadores de flacidez — que resultam em ganho de peso e danos à saúde ao longo do tempo.

Você começará com o pontapé inicial, um plano de dez dias radical e de resultados rápidos. Esse plano não é recomendado para uso em longo prazo porque você precisaria de muita força de vontade para segui-lo. Contudo, ele é ótimo quando você precisa emagrecer para um evento próximo e é um excelente plano de segurança para quando você acha que está se descuidando e ganhando peso (como, por exemplo, após feriados). Quando você completar essa fase, passará para a fase 2, o plano de manutenção, que permite mais escolhas alimentares, prazeres diários e maior ingestão calórica. Para ambos os planos, fornecemos cardápios diários e receitas deliciosas.

Também lhe daremos dicas para reduzir sal e calorias e lhe mostraremos quantos quilos a menos essas mudanças vão representar ao longo de um ano. Essas "salternativas" simples também podem acrescentar anos à sua vida. Por exemplo:

- Deixe de lado sua garrafa diária de chá gelado industrializado (que contém 200 calorias e 20mg de sódio) e opte por chá verde (que contém 0 caloria e é livre de sódio). Você evitará 9kg por ano e eliminará o equivalente a 16 dias de sódio!
- Duas vezes por semana, em casa ou em um restaurante, escolha arroz (mesmo branco) em vez de pilaf, e evitará 2kg por ano e 36 dias de sódio!

Finalmente, nós mostraremos como fazer seus alimentos ficarem deliciosos sem acrescentar sal ou gorduras que aumentam a barriga, e lhe forneceremos um repertório de receitas de baixo sódio para ser incorporado à sua vida mais saudável, feliz e magra.

Como usar este livro

Considere-o seu guia para emagrecer e manter a boa forma. A seguir você vai encontrar breves descrições dos capítulos para que possa se aprofundar naqueles que achar que mais irão beneficiá-lo.

No Capítulo 1, você aprenderá por que o sal engorda e causa doenças; esperamos que se anime a dar o pontapé inicial, que lhe trará os resultados rápidos que deseja. No Capítulo 2, nós o apresentaremos aos alimentos com sinal verde, que vão livrá-lo para sempre da gordura e do inchaço, e lhe ensinaremos como compor suas refeições e lanches no pontapé inicial. Se você não se interessa por planejamento de refeições, pode simplesmente seguir os dez dias de cardápios de planos de partida que fornecemos no Capítulo 3.

Os Capítulos 4 e 5 lhe darão dicas e sugestões realistas, e revelarão truques para evitar um mundo repleto de sódio em casa, no supermercado e enquanto você realiza suas atividades usuais. O Capítulo 6 detalha o plano de manutenção, que lhe permite mais flexibilidade com os alimentos e ainda garante constante e saudável perda de peso. Você aprenderá quais alimentos adicionais pode incorporar à sua dieta, inclusive os com sinal amarelo, que não são tão saudáveis quanto os com sinal verde, e encontrará duas semanas de cardápios de planos de manutenção no Capítulo 7. Enquanto no plano de manutenção — que esperamos que siga por toda a vida — você poderá comer duas porções de alimentos com sinal vermelho, que são prejudiciais para seus objetivos de perda de peso se abusar deles, detalhamos esses causadores de constipação, causadores de inchaço, engordativos e causadores de flacidez no Capítulo 8.

Para alcançar bons resultados recomendamos que se torne ativo e, no Capítulo 9, vamos fornecer orientação para ajudá-lo a deixar seu corpo tonificado e firme. Para sua conveniência, você encontrará nossas receitas de baixo sódio favoritas no Capítulo 9.

Agora, vamos à dieta antissal...

CAPÍTULO 1

O que o sal tem a ver com o peso e a saúde? Mais do que você pensa

Está tudo pronto para seguir o plano de *Dieta antissal*? Antes de explicarmos como a diminuição do sal vai ajudá-lo a diminuir um número de manequim, talvez você queira entender melhor o que o excesso de sal faz com sua saúde e sua aparência e, portanto, porque é tão importante seguir esse plano.

Muitas pessoas conhecem bem os problemas de saúde que o excesso de sal pode causar, inclusive hipertensão e doença cardiovascular. Mas a maioria não tem consciência de como o excesso de sal contribui para o ganho de peso.

SEIS MOTIVOS PARA DIMINUIR O SAL:

- O sal aumenta o número de células de gordura no corpo.
- Ele faz as células de gordura que você já tem ficarem mais densas.
- O sal impede seu metabolismo de queimar gordura como deveria.
- Ele aumenta a resistência à insulina.
- Ele deixa você com mais fome e sede.
- O sal torna mais difícil para o oxigênio queimar seus depósitos de gordura.

O sódio, junto com outros minerais, como cálcio, magnésio, cloreto e potássio, é um eletrólito que ajuda o metabolismo a se manter funcionando, garante o fluxo correto de nutrientes e resíduos para dentro e para fora do corpo e o equilíbrio ácido/base (pH) no sangue. Se você ingere muito sódio, cria desequilíbrios eletrolíticos em seu corpo. Isso significa que seu metabolismo não consegue funcionar a plena capacidade, e você pode não queimar tanta gordura quanto deveria.

O sal em excesso também afeta a insulina, um hormônio que ajuda a levar o açúcar do sangue para os músculos e tecidos, fornecendo energia. Isso significa que a insulina pode não fazer o seu trabalho, e, então, o açúcar aumenta no sangue, danificando os vasos sanguíneos e dificultando o fluxo de oxigênio para as células e a queima de gordura. Para piorar ainda mais as coisas, quando as pessoas ganham peso, especialmente na área abdominal, podem se tornar resistentes à insulina. Isso significa que seus corpos não reagem bem a esse hormônio. Em resposta, o pâncreas secreta mais insulina, o que, com o passar do tempo, pode resultar em diabetes. Com níveis mais altos de insulina, não só seu corpo armazena mais gordura como seus rins têm dificuldade em se livrar do sal, o que pode levar a desequilíbrios eletrolíticos, hipertensão e inchaço.

Você já achou difícil parar de comer depois de um punhado de batatas fritas ou de *mixed nuts*? Sua força de vontade não era o problema. O fato é que os alimentos salgados aumentam a sede e a fome, tornando mais provável que você consuma calorias desnecessárias. E como mencionamos na Introdução, uma pesquisa recente mostra que a dieta rica em sal faz as células de gordura se tornarem mais densas, o que não irá ajudá-lo a vencer a luta contra a balança.

Inchaço e aparência

Além de fazer você engordar, o excesso de sódio pode ter um péssimo efeito sobre a sua aparência, deixando-o com o rosto inchado e um ar cansado. Já notou que após uma refeição cheia de alimentos salgados (molho de soja, carne defumada de peixe ou bovina, batatas fritas ou salgadinhos) seu estômago fica dilatado e você fica mais pesado na manhã seguinte? Essa é a reação de seu corpo à ingestão excessiva de sal. A retenção de líquido causa muito inchaço. Mesmo se você for magro, ainda parecerá inchado devido ao excesso de líquido.

Você acha que pode disfarçar o inchaço com suas roupas? Talvez possa, se for um gênio da moda, mas não pode escondê-lo em seu rosto. Pense na aparência das pessoas com ressaca de álcool. Elas acordam se sentindo cansadas e com dor de cabeça, e quando se olham no espelho, o resultado está lá. Ocorre o mesmo com uma "ressaca de sal". (Veja nossos paliativos para ressaca de sal no Capítulo 4, na página 108.)

O sal em excesso deteriora as células, tirando a boa aparência que você costuma ter, porque as células danificadas no interior do corpo causam dano externo. Além disso, a maioria dos alimentos salgados processados não contém nutrientes essenciais (vitaminas do complexo B e zinco), que ajudam o corpo a manter uma boa saúde, e tampouco antioxidantes (vitaminas A, C e E), que ajudam a combater o dano dos radicais livres. Esses alimentos aumentam a inflamação no corpo, podendo resultar em pele vermelha e irritada e bolsas debaixo dos olhos, assim como graves doenças degenerativas.

Sal não é o mesmo que sódio. O sal contém sódio e cloreto. Porém, para simplificar, usamos alternadamente os termos "sal" e "sódio", porque a maioria das pessoas precisa reduzir o sódio, e o melhor modo de fazer isso é cortando o sal.

Doença cardíaca

Os alimentos ricos em sal podem levar a doença cardiovascular, não só devido à hipertensão como também à maior ingestão de gordura e colesterol. A maior parte do sal que os norte-americanos ingerem provém de alimentos processados, repletos de gordura, colesterol e calorias. Essas gorduras não só se acumulam na cintura, nos quadris e nas coxas como também entopem e endurecem as artérias, tornando mais difícil para o oxigênio chegar às células. Quando o oxigênio não consegue chegar às células, você não queima gordura e aumenta seu risco de ataque cardíaco. Quando o coração bombeia sangue através dos vasos sanguíneos, oxigênio e nutrientes são fornecidos para as células e os resíduos são removidos (você fica com o corpo energizado, a pele brilhante e os músculos nutridos, além de queimar mais gordura). Quando circula, o sangue exerce uma força contra as paredes dos vasos sanguíneos, conhecida como pressão arterial (PA). O problema é quando os vasos sanguíneos ficam entupidos. Isso pode ocorrer devido à ingestão de grandes quantidades de gordura e colesterol, mas o sal em excesso também é um grande culpado. Como ele leva ao aumento de líquido no sangue, há mais pressão nos vasos sanguíneos e o coração tem de trabalhar. Isso é o que chamamos de *pressão alta* ou *hipertensão*.

Se sua pressão arterial estiver entre 120/80 e 139/89, provavelmente você tem pré-hipertensão, o que significa que tende a se tornar hipertenso no futuro. Cerca de *90%* dos norte-americanos terão hipertensão (pressão arterial acima de 140/90) em algum momento de sua vida. Sabemos que isso é chocante! A hipertensão afeta um a cada três adultos — mais de 72 milhões de norte-americanos! A pré-hipertensão afeta outros 69 milhões, e a maior culpada disso é a ingestão de sal.

"O QUE HÁ EM UM NÚMERO?"

A pressão arterial normal é 120/80. Eis o que esses números significam:

Pressão arterial sistólica é a pressão contra as paredes arteriais quando o coração se contrai para bombear sangue para o corpo. É o primeiro e mais alto dos dois números. A pressão arterial sistólica ideal é abaixo de 120. Entre 120 e 139 é considerada pré-hipertensão, e acima de 140 é hipertensão.

Pressão arterial diastólica é a pressão contra as paredes arteriais quando o coração relaxa entre os batimentos. É o segundo e mais baixo dos dois números. A pressão arterial diastólica ideal é abaixo de 80. Entre 80 e 89 é considerada pré-hipertensão, e acima de 90 é hipertensão.

As pessoas com pré-hipertensão tendem duas vezes e meia mais a ter doença cardiovascular nos 12 anos seguintes do que as com pressão arterial normal. Também apresentam o dobro do risco de morrer de doença cardiovascular.

> Um estudo publicado no *British Medical Journal* descobriu que quando as pessoas com pré-hipertensão ou no primeiro estágio de hipertensão reduziam em 25 a 35% sua ingestão de sódio, elas diminuíam em 25% seu risco de problemas cardiovasculares e em 20% seu risco de morte por até 15 anos.

O norte-americano típico ingere 3.000 a 5.000mg de sódio por dia. Se você cortar de 25 a 30% de sua ingestão de sódio mal chegará à quantidade máxima que *deveria* estar ingerindo. E isso poderia salvar sua vida. (Espero que esses cristais brancos estejam se tornando um pouco menos tentadores.)

Segundo o Institute of Medicine, o consumo adequado de sódio para pessoas de 19 a 50 anos é de 1.500mg (3,8g de sal) por dia, a quantidade necessária para repor a perda diária através de suor, lágrimas e outros processos corporais. A American Heart Association, o United States Department of Agriculture (USDA) e as 2005 Dietary Guidelines for Americans recomendaram a ingestão de menos de 2.300mg de sódio por dia (cerca de 5g de sal), o que equivale a aproximadamente uma colher de chá de sal. Portanto, o norte-americano típico consome *o dobro da quantidade recomendada*! Essa diferença pode não parecer grande, mas é suficiente para influir na saúde. E está muito longe das 600 a 750mg de sódio que nossos ancestrais ingeriam. O corpo humano não é biologicamente projetado para lidar com todo o sal que consumimos hoje, motivo pelo qual o excesso de sal é tão preocupante.

A hipertensão é a principal causa de doença cardiovascular (CDV, na sigla em inglês). Ela afeta 1 bilhão de pessoas em todo o mundo e é o motivo mais comum de consultas médicas e prescrição de remédios controlados.

SUBSTITUTOS QUE EVITAM O GANHO DE PESO

Você acha que não consegue abandonar o sal? Experimente estes substitutos de baixo sódio:

- Deixe a colher de sopa de manteiga fora de sua torrada matinal diária e em vez disso use margarina light ou creme vegetal; *você evitará quase 5kg em um ano e 13 dias de sódio.*
- Troque aquela bisnaguinha ou brioche com cerca de 12g de gordura e 750mg de sódio por um pãozinho integral. *Faça isso duas vezes por semana e evitará 1,5kg por ano e 26 dias de sódio.*
- Troque sua tigela de cereais matinais (330mg de sódio) por uma tigela de farinha de aveia com frutas frescas (0mg de sódio) três dias por semana e *evitará 7 dias de sódio em um ano.*
- Substitua pizza de pepperoni não curado (1.110 calorias, 2.370mg de sódio e 51g de gordura) pela pizza de frango grelhado com crosta de trigo e vegetais (330 calorias, 600mg de sódio e 10g de gordura); ou pizza margherita de massa grossa (340 calorias, 540mg de sódio e 9g de gordura); ou pizza portuguesa gourmet (360 calorias, 460mg de sódio e 4g de gordura).
- Quer ficar 2kg mais leve amanhã? Troque seu frango agridoce (cerca de 1.300 calorias, 3.200mg de sódio e 11g de gordura saturada) por uma xícara de frango e ervilhas-tortas, uma xícara de arroz integral e um acompanhamento de brócolis cozidos no vapor (501 calorias, 379mg de sódio e 0,5g de gordura saturada).

- Deseja outro substituto para torná-lo 2kg mais leve na manhã seguinte? Troque sopa de missô, rolinho de camarão crocante, tempurá e salmão picante = TOTAL GERAL: 2.019 CALORIAS; 4.052MG DE SÓDIO por 2 xícaras de edamame sem sal com suas vagens, salmão com wasabi, 1 colher de sopa de molho de soja e vegetais cozidos no vapor com meia xícara de arroz integral = TOTAL GERAL: 400 CALORIAS, 639MG DE SÓDIO. Você evitará 1.619 calorias e 3.413mg de sódio. *Faça isso uma vez por semana e evitará 10kg e 77 dias de sódio por ano!*

Perda de cálcio e osteoporose

Se você se exercita e levanta pesos alguns dias por semana para fortalecer seus ossos, todo o seu trabalho árduo poderá ser perdido se ingerir muitos alimentos salgados. É inacreditável, mas é verdade. Estudos mostram que mulheres na pós-menopausa com uma dieta rica em sal perdem mais minerais ósseos do que outras da mesma idade, aumentando seu risco de osteoporose. E não pense que só porque você ainda não entrou na menopausa pode ingerir todo o sal que quiser. A dieta norte-americana típica contém tanto sódio que leva à falta de absorção de cálcio dos alimentos ingeridos — *em qualquer faixa etária*. Considerando-se que a maioria dos norte-americanos não alcança o mínimo de cálcio diário requerido, a menor absorção de cálcio é um problema que resulta, com o passar do tempo, em ossos mais fracos. Os dois minerais, sódio e cálcio, competem para ser reabsorvidos nos rins, e quando há mais sódio do que cálcio no corpo o sódio ganha acesso aos rins. Como há muito mais sódio do que cálcio nos alimentos, não admira que, na maioria das vezes, o cálcio saia perdendo. Descobriu-se que para cada 2.300mg de sódio que você ingere, perde cerca de 40mg de cálcio. Como o norte-americano típico ingere cerca de 4.000mg de sódio por dia, estamos falando de uma perda de cálcio diária de quase 80mg. A quantidade de cálcio recomendada é de 1.000mg por dia para adultos de ambos os sexos (até a idade de 50 anos), e a ingestão média é de apenas 737mg. Você, provavelmente, não obtém o cálcio de que precisa, independentemente do excesso que perde devido à ingestão de sódio. A boa notícia é que podemos ajudar a resolver os dois problemas com exercícios eficazes e nosso plano de estilo de vida de diminuição do sal.

Você precisa de outro motivo para diminuir o sal mesmo sendo jovem? Isso não vale mais apenas para os adultos. Graças aos maus hábitos alimentares — inclusive à ingestão de muitos alimentos processados — e à falta de exercícios (ambos também causam impacto na epidemia de obesidade), houve significativo aumento na porcentagem de adultos jovens, de 18 anos ou mais, com hipertensão.

Portanto, prepare-se para melhorar sua pressão arterial, reduzir seu risco de doença cardíaca e vencer a luta contra o peso — e o inchaço — para sempre.

CAPÍTULO 2

Seu pontapé inicial para a magreza: conheça os alimentos com sinal verde — emagrecedores, anti-inchaços e limpadores

O pontapé inicial é a fase 1 de seu plano de emagrecimento. Além de ser uma fase cruel, ela é a largada para a perda de peso. Também será seu plano de segurança — sempre que se sentir inchado, pesado ou preguiçoso, ou quando precisar entrar em boa forma rapidamente, você poderá repetir esta fase. O pontapé inicial é mais rígido que o plano de manutenção, que você seguirá na sequência. Alguns seguidores superdedicados podem desejar prosseguir neste plano árduo, mesmo quando ele tiver terminado. Se esse for o seu estilo, vá em frente. Contudo, como o pontapé inicial é rigoroso, pode ser muito difícil segui-lo por um tempo maior. Durante essa fase você perderá 4kg ou mais, devido à perda de gordura, deslocamentos de líquido e alívio do inchaço.[1] Para quem tem o hábito de contar calorias, o pontapé inicial é de cerca de 1.200 por dia para as mulheres e cerca de 1.400 para os homens, com dois lanches permitidos por dia. Para ver sugestões dos cardápios de pontapé inicial, vá para a página 73.

Os alimentos com sinal verde: seus aliados na perda de peso

Os alimentos com sinal verde — emagrecedores, anti-inchaços e limpadores — são as chaves para sua vida magra e livre de inchaço. Concentre-se em consumi-los e sempre verá os quilos derreterem, e permanecerá magro. Ingerindo apenas esses alimentos, você evitará os maiores sabotadores do emagrecimento — os causadores de constipa-

---

[1] Para o resultado ideal é importante começar a se exercitar nessa fase. Veja algumas ideias no Capítulo 9.

ção, causadores de flacidez, causadores de inchaço e engordativos, que inflam seu corpo e, inevitavelmente, desinflam seu ego.

EMAGRECEDORES

Há quatro tipos diferentes de emagrecedores — carboidratos emagrecedores, proteínas emagrecedoras, monoemagrecedores e bebidas emagrecedoras.

Os "carboidratos emagrecedores" são, principalmente, grãos integrais, alimentos como pães, massas e tortilhas integrais, arroz integral, farinha de aveia e frutas, devendo ser incluídos em todas as refeições. Eles fornecem energia ao corpo e possuem importantes vitaminas que ajudam a transformar o alimento em energia utilizável. Ao contrário do pão branco e de outros carboidratos refinados altamente processados, não são privados de suas fibras e nutrientes valiosos, de modo que a energia que fornecem é duradoura, sem causar picos ou quedas de açúcar. Ajudam a emagrecer e a desinchar. Ingerindo-os, você se sentirá satisfeito e não desejará mais comida para sentir-se bem. E terá a energia de que precisa para se exercitar. Além disso, a fibra vai ajudá-lo a se sentir cheio por mais tempo e evitará a prisão de ventre — e, é claro, o feio volume na barriga que a acompanha.

As "proteínas emagrecedoras" como peixe, camarão, ovos, peito de frango, laticínios semidesnatados/desnatados, tofu e feijões, ajudam a desenvolver e reparar o tecido muscular que elimina calorias e mantêm os seus músculos firmes e tonificados. Elas demoram mais para ser digeridas do que os carboidratos emagrecedores, devendo ser incluídas em todas as refeições, porque ajudam a prolongar a energia fornecida pelos carboidratos e aumentam a saciedade. Portanto, lembre-se: para aumentar ao máximo a energia e o potencial de queima de gordura, toda refeição deve conter um carboidrato emagrecedor e uma proteína emagrecedora. *Carboidrato e proteína em todas as refeições?!* Quem é que disse que emagrecer não pode ser divertido?

Os "monoemagrecedores" são alimentos que contêm significativas quantidades de gorduras monoinsaturadas saudáveis, como azeite de oliva, amêndoas, pistache, sementes de girassol, nozes e abacate, que desaceleram a digestão, prolongam a saciedade e criam mais energia duradoura. Além disso, ajudam a manter as artérias desobstruídas e flexíveis, permitindo aos nutrientes e ao oxigênio fluírem prontamente, energizando os músculos e rejuvenescendo a pele. Os monoemagrecedores são tipicamente ricos no antioxidante vitamina E, que ajuda a evitar a inflamação, auxiliando no combate ao envelhecimento. Esses "trabalhadores milagrosos" podem realmente transformar seu corpo, atacando especificamente a gordura abdominal perigosa e difícil de perder de um modo que nenhum outro nutriente consegue fazê-lo. O segredo é substituir alimentos refinados, cheios de açúcar e com alto teor de gorduras trans e saturadas, que entopem as artérias, pelos monoemagrecedores. Apesar de seus benefícios, os monoemagrecedores são muito calóricos, por isso os tamanhos de suas porções são pequenos. Surpreendentemente, 1 colher de sopa de azeite de oliva contém 120 calorias, portanto tome cuidado para não anular seus efeitos emagrecedores.

ANTIOXIDANTES A-C-E: SEU CAMINHO PARA A SAÚDE EXCEPCIONAL

Vitamina A: essencial para a saúde da pele, o combate a infecções, o aumento da imunidade e a visão noturna. Onde obtê-la: queijo sem gordura ou com baixo teor de gordura, ovos, peixes oleosos (como a cavala), leite desnatado e semidesnatado, com 1% de gordura, margarina fortificada livre de gordura trans e iogurte sem gordura ou de baixo teor de gordura.

Vitamina C: aumenta a imunidade e protege contra doenças cardiovasculares, problemas de saúde no período pré-natal, doenças oculares e até mesmo previne rugas. Onde obtê-la: frutas e vegetais.

Vitamina E: protege as membranas das células, inclusive as da pele, contra danos. Onde obtê-la: óleos vegetais, como os de soja e milho; as melhores escolhas são o óleo de canola e azeite de oliva. Outras boas fontes incluem nozes e sementes e gérmen de trigo.

As "bebidas emagrecedoras" incluem água e chás, idealmente verde, preto ou oolong, que você tomará com refeições e lanches. Ambas as bebidas oferecem inúmeros benefícios para a saúde, o peso e ajudam a desinchar. Elas enchem o estômago sem fornecer calorias e mantêm você hidratado, o que ajuda seu corpo a funcionar do melhor modo possível. Todos os processos corporais contam com a água; sem água suficiente, todas as funções do corpo sofrem, inclusive o nível de energia e o metabolismo. Embora pareça absurdo beber água ou chá quando você está se sentindo saturado de líquido, eles ajudam a combater o inchaço, restabelecendo o equilíbrio de sódio e eliminando o sal e o excesso de água que ele atrai. Além disso, ajudam a estimular o trato intestinal, evitando a prisão de ventre. São especialmente importantes quando você aumenta as fibras em sua dieta, o que fará nesta etapa, porque os líquidos ajudam a conduzi-las para fora do corpo. Quer mais um benefício? A água e o chá melhoram a aparência enrugada da pele, preenchendo as células cutâneas, eliminando as toxinas e produzindo um brilho mais juvenil e radiante.

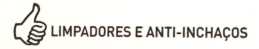

LIMPADORES E ANTI-INCHAÇOS

Os "limpadores" e "anti-inchaços" incluem frutas e vegetais não amiláceos, como mirtilo, laranja, toranja, abacaxi, morango, melão, melancia, brócolis, aipo, pepino, alface, pimentas vermelhas e espinafre. Além de incluir um carboidrato emagrecedor e uma proteína emagrecedora em cada refeição, você balanceará pelo menos duas das suas três refeições diárias com vegetais e/ou frutas da lista de limpadores e anti-inchaços. Tanto homens quanto mulheres vão limitar as frutas a duas por dia. Frequentemente, você terá mais de um limpador ou anti-inchaço por refeição para corresponder às suas cinco a nove porções de vegetais requeridas. Isso ajudará a deixá-lo saciado sem se empanturrar! Os vegetais são superbaixos em calorias e, contudo, saciadores, graças ao seu alto teor de água e fibras.

Ingerir limpadores e anti-inchaços adequados vai ajudá-lo a atingir o mínimo de 25g (para as mulheres) ou 38g (para os homens) de fibras necessárias diariamente para a boa saúde. *(Nota: as mulheres e os homens com mais de 50 anos devem consumir, respectivamente, 21 e 30g.)*

Emagrecedores, limpadores e anti-inchaços são alimentos benéficos e ricos em nutrientes, com baixo teor de sódio e gordura. Cada qual contém nutrientes especiais que o mantêm livre de inchaço e energizado enquanto trabalham sinergicamente, contribuindo de modo único para sua perda de peso. Continue a ler e lhe mostraremos como combiná-los para otimizar seu processo de emagrecimento.

Como compor suas refeições no pontapé inicial

Pesquisas mostram que fazer refeições pequenas e frequentes durante todo o dia acelera o metabolismo e ajuda a emagrecer. Surpreendentemente, pular refeições leva a ganho de peso.

Seu objetivo deveria ser fazer uma "minirrefeição" a cada três a cinco horas. Embora nossos cardápios incluam três refeições principais e dois lanches, você poderia pensar nisso como cinco "minirrefeições" com um intervalo de três a cinco horas entre elas. Esse espaçamento fornece uma constante fonte de combustível para seu corpo, fazendo com que ele não precise conservar calorias e gordura para obter energia. Você não se sentirá faminto, por isso, não estará suscetível a ataques de compulsão alimentar que, frequentemente, acompanham a fome. Um fornecimento contínuo de energia impede altos e baixos tanto no nível de energia quanto no de humor.

Você criará uma refeição inicial escolhendo um carboidrato emagrecedor, uma proteína emagrecedora e um limpador/anti-inchaço (veja a Tabela 1). Também pode escolher um monoemagrecedor *uma vez por dia* e até quatro condimentos como "brindes". Como está desintoxicando seu corpo do excesso de sódio, seu objetivo é manter sua ingestão diária de sódio em 1.500mg. Com um pouco de prática, é fácil compor uma refeição emagrecedora, mas se você preferir não se dar o trabalho de contar as calorias dos alimentos, poderá seguir os cardápios da página 73. Se não quiser medir seus alimentos, a regra da mão ajudará a manter as porções sob controle (veja a página 118), mas lembre-se de que seus resultados de perda de peso podem ser menores se você não seguir os tamanhos específicos das porções.

TABELA 1: PORÇÕES DIÁRIAS DO PONTAPÉ INICIAL

	Porções por dia (Mulheres)	Porções por dia (Homens)
Carboidratos emagrecedores	4	5
Proteínas emagrecedoras	5 (pelo menos 2 laticínios)	6 ½ (pelo menos 2 laticínios)
Monoemagrecedores	1	1
Limpadores/ anti-inchaços	5-9 vegetais (esforce-se para chegar a 9) 2 frutas	5-10 vegetais (esforce-se para chegar a 9 ou 10) 2 frutas
Bebidas emagrecedoras (água ou chá)	8+ (Veja na página 65 o número de porções baseado em seu peso.)	8+ (Veja na página 65 o número de porções baseado em seu peso.)
Brindes	4	4

TABELA 2: PORÇÕES DE EMAGRECEDORES

Alimento do pontapé inicial	Limite de sódio 1.500mg por dia	Qualificações das porções mais magras do pontapé inicial	Conte cada porção como
CARBOIDRATOS EMAGRECEDORES			
Pão (somente integral), wraps, pão árabe, muffin inglês, outros grãos integrais como arroz e pipoca	≤ 110mg de sódio por porção	≤ 120 calorias ≥ 2g de fibra	1 Carboidrato emagrecedor
	≤ 175mg de sódio por porção	121-150 calorias ≥ 2g de fibra	1 ½ Carboidrato emagrecedor
	≤ 200mg de sódio por porção	151-200 calorias ≥ 2g de fibra	2 Carboidratos emagrecedores
Massa integral	≤ 5mg de sódio por porção	120 calorias ≥ 2g de fibra	1 Carboidrato emagrecedor
Cereal: apenas grãos integrais — o primeiro ingrediente é descrito como "integral"	≤ 110mg de sódio por porção	≤ 120 calorias ≤ 8g de açúcar ≥ 5g de fibra (≥ 3g de fibra se for cereal quente)	1 Carboidrato emagrecedor
	≤ 175mg de sódio por porção	121-150 calorias ≤ 12g de açúcar ≥ 5g de fibra (≥ 3g de fibra se for cereal quente)	1 ½ Carboidrato emagrecedor
	≤ 220mg de sódio por porção	151-200 calorias ≤ 16g de açúcar ≥ 5g de fibra (≥ 3g de fibra se for cereal quente)	2 Carboidratos emagrecedores
Vegetais e molho de tomate amiláceos, feijões, frescos ou enlatados/processados (idealmente "sem adição de sal" ou com "baixo teor de sódio") *(Nota: você pode contar os feijões como um carboidrato emagrecedor ou 1 proteína emagrecedora.)*	≤ 140mg de sódio por porção	50-100 calorias (vegetais e molhos de tomate amiláceos) porção de ½ xícara para feijões	1 Carboidrato emagrecedor

Alimento do pontapé inicial	Limite de sódio 1.500mg por dia	Qualificações das porções mais magras do pontapé inicial	Conte cada porção como
PROTEÍNAS EMAGRECEDORAS			
Queijo, leite (e leite de soja) e outros laticínios	≤ 240mg de sódio por porção Queijo cottage: ≤ 380mg de sódio; limite a uma porção de ½ xícara por dia	≤ 3g de gordura por porção Iogurte: ≤ 100 calorias, ≤ 12g de açúcar, ≥ 5g de proteína, ≥ 20% de cálcio, valor diário por porção de 170g; ≥ 10% por 170g de iogurte grego; leite de soja: ≤ 100 calorias por porção	1 Proteína emagrecedora (porção diária)
Carne, peixe, aves, tofu, tempeh	≤ 140mg de sódio por porção de 60g de um único ingrediente cru	Escolha apenas peito de frango sem pele, traseiro ou contra-filé bovinos, ou filé-mignon suíno (limite a carne bovina e suína a duas vezes por semana); peixe e frango enlatados (apenas com "baixo teor de sódio" e "sem adição de sal", em vários tipos de conserva)	1 Proteína emagrecedora
Frutos do mar: amêijoas, ostras, vieiras, camarão, lula (também conhecida como calamar)	≤ 140mg de sódio por porção de 60g de um único ingrediente cru	Limite a duas vezes por semana	1 Proteína emagrecedora

Alimento do pontapé inicial	Limite de sódio 1.500mg por dia	Qualificações das porções mais magras do pontapé inicial	Conte cada porção como
PROTEÍNAS EMAGRECEDORAS			
Feijões: secos, enlatados/ processados (idealmente "sem adição de sal" ou com "baixo teor de sódio") (Nota: você pode contar os feijões como um carboidrato emagrecedor ou uma proteína emagrecedora.)	≤ 140mg de sódio por porção	Feijões (≤ 140mg por porção de ½ xícara) "sem adição de sal" ou "com baixo teor de sódio"	1 Proteína emagrecedora
Frios	≤ 480mg de sódio por porção de 60g	Somente variedades de baixo sódio	1 Proteína emagrecedora
MONOEMAGRECEDORES			
Gorduras, óleos, pastas	≤ 140mg de sódio por porção	Limite a porções com 100 calorias. Somente gorduras monoinsaturadas (nenhuma manteiga)	1 Monoema- grecedor
Sementes, frutos oleaginosos, manteigas de amêndoas, molhos, homus	≤ 240mg de sódio por porção. Homus: < 150mg de sódio por porção de três colheres de sopa	Limite a porções com 100 calorias. Somente nozes e manteigas de amêndoas sem sal. Se não conseguir encontrar homus sem sal, limite-se a uma porção de três colheres de sopa para manter o sódio sob controle	1 Monoema- grecedor (porção de frutos oleaginosos)

Alimento do pontapé inicial	Limite de sódio 1.500mg por dia	Qualificações das porções mais magras do pontapé inicial	Conte cada porção como
LIMPADORES E ANTI-INCHAÇOS			
Vegetais não amiláceos, frutas, molho de tomate não amiláceo: fresco ou enlatado/processado (somente "sem adição de sal" ou com "baixo teor de sódio")	≤ 140mg de sódio por porção	≤ 50 calorias de vegetais e molho de tomate ≤ 100 calorias de frutas frescas e enlatadas apenas no próprio suco (sem calda). Abóbora em lata: qualquer variedade é permitida	1 Limpador/ anti-inchaço
CONDIMENTOS			
Brindes	≤ 20mg de sódio por porção	≤ 10 calorias	1 Brinde
	≤ 40mg de sódio por porção	≤ 20-25 calorias	2 Brindes
BEBIDAS			
Chá e água	≤ 10mg de sódio por porção de 230g	Chá (preferivelmente verde, preto ou oolong sem adição de açúcar (5 de suas porções de bebida por dia deveriam ser de chá)	1 Bebida emagrecedora

Alimentos com sinal verde: detalhes

No restante deste capítulo nós apresentaremos os "fundamentos" dos alimentos com sinal verde que vão compor seu pontapé inicial. Se você não for chegado a contar calorias, ou não se incomodar com detalhes, pode passar direto para os cardápios. Só não deixe de evitar os alimentos com sinal vermelho.

OS FUNDAMENTOS DOS CARBOIDRATOS EMAGRECEDORES

	Porções por dia (mulheres)	Porções por dia (homens)
Carboidratos emagrecedores	4	5

Cada porção de carboidrato emagrecedor contém cerca de 100 calorias e, na fase inicial, 100mg de sódio ou menos. Uma porção equivale a ½ xícara de cereal integral cozido, arroz ou massa integral, uma fatia de pão integral, ½ muffin inglês integral, ½ xícara de cereal seco; 5 biscoitos do tipo cracker ou uma tortilha pequena (10cm) ou panqueca (7,5cm). Cada carboidrato emagrecedor também deve cumprir as outras exigências relacionadas na Tabela 2 (como os limites de gordura ou açúcar para alimentos específicos). Em cada refeição, você incluirá uma porção (totalizando 4 porções por dia para as mulheres e 5 para os homens) de um carboidrato emagrecedor.

Os "vegetais amiláceos", como batata e milho, são tecnicamente considerados vegetais, mas são ricos em amido (mais calóricos) e similares aos carboidratos emagrecedores, porque fornecem significativa quantidade de energia. Conte-os como carboidratos emagrecedores.

Alguns itens podem ser considerados carboidratos emagrecedores ou proteínas emagrecedoras e estão mencionados como tal na Tabela 2. Você pode ingerir esses alimentos sozinhos como lanche, sem ter de combiná-los com outros.

Lembre-se de que, normalmente, você deve ingerir não mais que 2.300mg de sódio por dia e, no pontapé inicial, quando desintoxica suas células saturadas de sal, deve ingerir 1.500mg ou menos. Uma fatia típica de pão integral contém 177mg de sódio, enquanto uma porção de arroz integral ou batata-doce praticamente não contém sódio. Mesmo quando você só consome pães que correspondem às exigências do pontapé inicial (limitados a 110mg de sódio por porção), se ingeri-los como todas as suas porções de carboidratos emagrecedores, o sódio aumentará rápido (550mg para as 5 porções diárias dos homens e 440mg para as 4 das mulheres). Isso antes de você acrescentar qualquer proteína, laticínio ou condimentos.

PÃES, TORTILHAS, MUFFINS E PÃES ÁRABES INTEGRAIS

Os pães integrais aumentam a sensação de saciedade e fazem você sentir como se, definitivamente, *não* estivesse em uma dieta, porque pode comer pão! *Uhuu!* Inacreditavelmente, você pode comer um sanduíche e se livrar do inchaço — mesmo nessa fase rígida. Certifique-se de que o primeiro item na lista de ingredientes do rótulo seja descrito como "*integral*". Nesse caso, seja o grão trigo, centeio, aveia ou outro qualquer, ele o ajudará a evitar o câncer, o diabetes e as doenças cardíacas. Ver a palavra "*integral*" lhe assegurará que o pão contém o que é preciso para mantê-lo satisfeito e magro. Isso também garante que há fibras naturais presentes para limpar seu organismo. Procure opções de baixo sódio para tornar sua vida mais fácil, já que o sódio ficará ainda abaixo de nossa exigência de 110mg. Os biscoitos integrais do tipo crispbread com menos sódio também se encaixam nesta categoria.

FAVORITO DAS GÊMEAS DA NUTRIÇÃO

Pão de forma integral multigrãos sem sal ou orgânico integral com gergelim.

Notícia encorajadora para aqueles que temem experimentar pão "sem adição de sal": nossos clientes nos dizem que após uma ou duas semanas nem mesmo notam que não estão comendo a variedade comum. Contudo, notam que estão muito menos inchados do que de costume. Outro bônus: muitas pessoas acham que, embora gostem do pão sem sal, têm menos tendência a comê-lo em excesso.

MASSA INTEGRAL, MASSA DE TRIGO-SARRACENO, ARROZ INTEGRAL E QUINOA

Sim, você pode comer arroz e massa integral e, ao mesmo tempo, perder gordura e combater o inchaço. Só lembre de não acrescentar sal à água do cozimento. Deixe o sal de lado e use ervas como manjericão, orégano, salsa e pimenta para temperá-los, ou uma mistura de tempero italiano. Sempre use alho ou cebola em pó em vez de suas formas salgadas. Com a adição de sal, emagrecedores como quinoa e arroz imediatamente se tornam causadores de inchaço.

DICA DAS GÊMEAS

Para se surpreender com seu emagrecimento, experimente macarrão de trigo-sarraceno em vez de integral. O trigo-sarraceno é saudável, tem alto teor de fibra e, ao contrário da maioria dos carboidratos, contém proteína, de modo que sacia e, por isso, é mais difícil abusar dele do que do macarrão comum. Além disso, é rico em magnésio, que ajuda a relaxar os vasos sanguíneos e melhora o fluxo sanguíneo e o fornecimento de nutrientes, ao mesmo tempo baixando a pressão arterial — a combinação perfeita para um sistema cardiovascular saudável, um corpo em boa forma e livre de inchaço e uma pele que não revela a idade.

CEREAIS INTEGRAIS

Os farelos de cereais e outros cereais integrais frios e quentes, como cereal matinal de aveia e a farinha de aveia, por exemplo, são carboidratos emagrecedores que combatem o inchaço causado pela prisão de ventre, servindo como um "desentupidor" natural. São um modo perfeito de começar o dia, dando-lhe energia para se manter ativo e em forma. Os melhores cereais frios são integrais (o primeiro item na lista de ingredientes do rótulo deve ser descrito como "*integral*"), e têm alto teor de fibra e pouco açúcar, sal e gordura. Boas fontes de grãos integrais incluem aveia, farelo de aveia, farelo de milho, farelo de trigo, musli e granola magra. Tome cuidado com a granola, porque pode ter muito açúcar adicionado — o ideal é apenas 8g de açúcar por porção.

Certifique-se de que seu cereal favorito é integral e se encaixa nos critérios dos carboidratos emagrecedores apresentados na Tabela 2, no início deste capítulo. Não se engane — alguns cereais matinais *não* são 100% integrais. Faltam-lhes nutrientes e fibras — e eles também têm um teor bastante alto de sal. E o pior é que causam prisão de ventre e inchaço.

FAVORITO DAS GÊMEAS DA NUTRIÇÃO

Cereais matinais de aveia como a Aveia em flocos e a Aveia em flocos finos da Quaker.

A farinha de aveia é um dos alimentos que mais promove a saciedade. Isso significa que ela o deixa cheio e satisfeito, impedindo que a fome tire você da linha. Ao contrário de muitos carboidratos, a aveia — mesmo a instantânea — é digerida lentamente. Isso significa que ela causa um aumento mais gradual e duradouro de energia e açúcar no sangue. Todas as aveias são saudáveis, mas as integrais em flocos regulares ou finos contêm até 5g de fibra por porção, o que as torna a escolha mais saciadora. A aveia instantânea contém 3 a 4g de fibra por porção, por isso também é uma opção saudável. Nessa fase inicial, ingira aveia em flocos finos, flocos regulares ou natural instantânea para manter os níveis de sódio baixos. Se você tiver de ingerir uma variedade com sabor, experimente uma aveia instantânea com ômega-3 da Quaker. (Ela contém 160 calorias, por isso, você a contará como duas porções de carboidratos emagrecedores.) A Quaker faz o ótimo trabalho de manter o sódio em 110mg, o açúcar em 9g e a fibra em 5 a 6g — quatro das quais são fibras solúveis, que diminuem o colesterol. Além disso, essa aveia fornece uma dose saudável de potássio para neutralizar qualquer sódio.

Para melhores resultados, coma cereais quentes naturais (sem sabor). Se quiser adoçá-los, faça isso acrescentando sua própria fruta.

DICA DAS GÊMEAS

Você não está ingerindo muitas fibras atualmente? Então comece com meia porção de farelo de cereal ou outro cereal integral que as possua em grande quantidade, para que seu corpo se adapte.

PIPOCA

Três xícaras de pipoca de micro-ondas contam apenas como uma porção de carboidrato emagrecedor, desde que você não a prepare com óleo e não acrescente manteiga ou sal! Experimente temperá-la com um pouco de canela, creme vegetal ou uma *pequena quantidade* de queijo parmesão ralado. Verifique as informações nutricionais de sua marca favorita — ela contará como um carboidrato emagrecedor se uma porção contiver 120 calorias ou menos, e menos de 110mg de sódio.

MILHO, ERVILHA, BATATA, ABÓBORA-MORANGA, ABÓBORA-MENINA E EDAMAME

Escolha esses vegetais frescos ou congelados, não enlatados. Eles têm alto teor de fibra, como outros vegetais, mas têm mais amido, por isso são uma boa fonte de energia continuada. Seu teor de fibra ajuda a produzir saciedade e energia ainda mais duradouras. Ricos em potássio, levam as toxinas e os resíduos — e o inchaço — para fora do seu corpo. Seus antioxidantes mantêm a pele firme e jovem.

Você pode pensar na batata como um escultor que evita o inchaço. Graças às *kukoamines* e ao potássio, ajuda a abaixar a pressão arterial. Comer a casca fibrosa também ajuda a evitar a prisão de ventre. A batata-doce contém betacaroteno, um antioxidante que cura o corpo e combate o envelhecimento. É claro que você precisará abster-se de batata frita, e de cobertura de manteiga e sour cream em sua batata. Em vez disso, cubra-a com alho torrado ou em pó, creme vegetal e gotas de limão, e nunca sentirá falta da manteiga.

Meia xícara de edamame com suas vagens equivale a uma porção de carboidrato emagrecedor. Experimente em casa esse ótimo antepasto de restaurante — ele também contém proteína saciadora e muitas fibras, que ajudam a desinchar.

MOLHO DE TOMATE (COM "BAIXO TEOR DE SÓDIO" OU "SEM ADIÇÃO DE SAL")

Os molhos de tomate com 50 a 100 calorias por porção de ½ xícara são considerados "amiláceos" e fornecem quantidades consideráveis de energia, como os vegetais amiláceos. Conte cada ½ xícara como uma porção de carboidrato emagrecedor. (Aqueles com menos de 50 calorias por porção de ½ xícara são limpadores/anti-inchaços.)

OS FUNDAMENTOS DAS PROTEÍNAS EMAGRECEDORAS

	Porções por dia (mulheres)	Porções por dia (homens)
Proteínas emagrecedoras	5 (pelo menos 2 de laticínios)	6 ½ (pelo menos 2 de laticínios)

Uma porção de proteína emagrecedora equivale a 60g de carne muito magra, peixe ou ave; ½ xícara de tofu ou feijões secos cozidos, ervilhas secas ou lentilhas; 4 colheres rasas de homus; 1 ovo ou 4 claras de ovos; 1 xícara de leite ou leite de soja fortificado com cálcio; ¾ de xícara de iogurte desnatado ou semidesnatado; 30g de queijo 0% de gordura ou semidesnatado (em geral uma fatia fina); ¼ de xícara de queijo 0% de gordura ou semidesnatado ralado grosso ou ½ xícara de queijo cottage 0% de gordura.

Pelo menos dois alimentos ricos em cálcio, como laticínios desnatados ou semidesnatados, devem contribuir para sua cota de proteína emagrecedora. Esses laticínios, apesar de conterem sódio, saciam, neutralizam os efeitos do inchaço e ajudam a abaixar a pressão arterial. Na verdade, diminuem centímetros de sua cintura e pontos de sua pressão arterial ao mesmo tempo que o saciam. (Fazem você comer menos, o que o ajudará a não engordar.) Além disso, fornecem boa dose de cálcio, e uma dieta com cálcio adequado (1.000 a 1.300mg por dia) resulta em menor peso e menos gordura corporal. Como ocorre com os carboidratos emagrecedores, se você não for chegado a medir suas porções, veja a página 118 para aprender os tamanhos das porções usando a regra da mão.

DICA DAS GÊMEAS

Se você está perdendo peso muito rapidamente (mais de 4,5kg por semana) ou sentindo muita fome, pode acrescentar uma porção de um carboidrato emagrecedor ou uma proteína emagrecedora por dia.

LEGUMES (FEIJÕES)

Ricos em ferro, ácido fólico, potássio e fibras, os feijões (à exceção dos amarelos, ou peruanos) contêm aquilo de que a maioria de nós não consome o suficiente. Além disso, muitas de suas fibras são solúveis, o que reduz o colesterol no sangue. Menos colesterol significa menos placas e menos doenças, tornando suas artérias e suas veias mais flexíveis e eficientes no transporte do oxigênio que queima gordura para todo o corpo. Além disso, os feijões contêm antioxidantes que revitalizam a pele, e sua combinação carboidrato/proteína energiza todos os órgãos do corpo. Você pode contar ½ xícara como uma porção de um carboidrato emagrecedor *ou* uma proteína emagrecedora. Como os feijões contêm carboidratos e proteína, você pode ingeri-los no lanche sem combiná-los com outros alimentos. Portanto, mastigue edamame no lanche para obter carboidratos energizantes e proteína saciadora.

POR QUE COMBINAR?

Se você ingerisse apenas proteínas emagrecedoras, como carne e ovos, não teria energia e se sentiria inchado devido à prisão de ventre. Se ingerisse apenas carboidratos emagrecedores, como salada e pão, sentiria fome logo após comer e teria dificuldade em manter massa muscular magra e um corpo esbelto. Quando você combina esses alimentos, como em um sanduíche, obtém, ao mesmo tempo, seu carboidrato (o pão), sua proteína (como o atum, por exemplo) e seus vegetais (como alface e tomate).

As lentilhas e ervilhas secas formam menos gases que outros legumes. Além disso, são verdadeiras secadoras de barriga, porque são ricas em proteína e fibra solúvel, que ajudam a estabilizar os níveis de açúcar no sangue. Ingeri-las evita picos de insulina, que fazem o corpo armazenar gordura em excesso, especialmente na área abdominal.

Os feijões ajudam a maioria das pessoas a ficar com um corpo mais magro e elegante. Contudo, em algumas podem causar inchaço e gases. Se esse for o seu caso, não os ingira enquanto não tiver completado o pontapé inicial. Depois dessa fase, o que um apreciador de feijão que lhe causa inchaço deve fazer? Experimentar Luftal. Tome esse remédio, que é vendido sem receita médica em forma líquida ou em comprimidos, imediatamente após comer feijão. Se isso funcionar para você, o problema estará resolvido! Se não funcionar, comece com uma porção bem pequena de feijões (apenas uma ou duas colheres de sopa) e tome Luftal quando consumi-las. Pouco a pouco, aumente seu consumo de feijões na fase de manutenção para ajudar seu corpo a se adaptar sem sintomas. Os feijões são bons demais para serem deixados de lado.

<u>DICA DAS GÊMEAS</u>

Você come feijões em lata? *Sempre* os lave em água fria e escorra para proteger seus intestinos de duas maneiras: eliminará grande parte do sódio que aumenta a barriga (até 40%) usado no processo de enlatamento, e também algumas propriedades com potencial de produção de gases.

PEITO DE AVE SEM PELE

Para que as aves sejam uma opção saudável, atenha-se à carne branca e evite a pele. A carne escura contém 15% a mais de calorias e 30 a 40% a mais de gordura do que a carne branca. *Uau!* Fique longe do gorduroso pato e tome cuidado com carne moída e o hambúrguer de peru. A menos que sejam feitos com a carne do *peito*, incluirão a carne escura e a pele e serão tão gordurosos quanto a carne de hambúrguer comum. Peito de peru ou frango fatiado na hora é uma proteína emagrecedora ideal — guarde-o na geladeira para fazer um sanduíche ou cobrir uma salada. Se você for comprar frios de ave, escolha variedades de baixo sódio. Evite outros frios — pelo menos durante a fase inicial. Não consuma os defumados; o sal o deixará inchado antes mesmo de tocar seus lábios.

Certifique-se de que seu frango assado no espeto não está carregado de sal. O sal é frequentemente injetado, por isso permanece mesmo quando você retira a pele. Fatie seu frango no espeto sem sal (e sem a pele gordurosa, é claro) assim que chegar em casa; é mais fácil desossá-lo quando quente. Congele as sobras para uso posterior.

Infelizmente, mesmo quando o rótulo do frango o descreve como "natural", isso não significa que ele é livre de sal. Alguns frangos têm sódio e água adicionados. Nós sabemos — isso é uma desgraça. A quantidade de sódio injetado varia. O peito de frango pode ter apenas 119mg de sódio adicionado por porção (5% da quantidade máxima diária recomendada, o que ainda é muito para quem deseja se livrar do inchaço) e o peito de peru pode conter até 373mg (16% da quantidade máxima diária recomendada). Lembre-se de que 40 a 50mg de sódio já existem naturalmente, e acrescentar ainda mais torna essa opção não saudável. Portanto, evite qualquer ave com ingredientes adicionados.

FAVORITO DAS GÊMEAS DA NUTRIÇÃO

Peito de frango sem osso e sem pele da Harvestland. É delicioso e livre de aditivos, conservantes, antibióticos, hormônios e esteroides.

Embora mais caras, é possível comprar aves livres de sódio adicional (leia o rótulo). O ideal é consumir aves produzidas em sistema orgânico. A maioria é praticamente livre de gordura, e todas são frescas e sem aditivos artificiais ou conservantes.

CARNES MAGRAS

Vai comer carne? Prepare-a grelhada ou assada. Retire o excesso de gordura para ter uma opção de proteína emagrecedora magra e que não causa inchaço. Embora uma proteína emagrecedora represente 60g de carne, limite a bovina a não mais de 90g (que representa 1 ½ proteína emagrecedora), duas vezes por semana, para manter seu coração saudável e evitar o câncer. Quando se trata de carne bovina moída, não se engane com os rótulos "magra" ou "extramagra", que dizem que a carne tem "10% de gordura" ou é "90% magra". Essa é a percentagem de gordura por peso, não a *porcentagem de calorias* de gordura. Se você comprar carne moída 80% magra, não fará nenhum favor a si mesmo. Impressionantes 300 das 430 calorias em um hambúrguer light provêm da gordura! Fique longe da carne bovina na fase do pontapé inicial, a menos que escolha acém ou contrafilé moídos.

PEIXE

De longe, o peixe é uma das melhores proteínas. Seus ácidos graxos ômega 3 protegem o coração, mantendo a frequência cardíaca normal, abaixando os triglicerídeos e tornando o sangue menos "viscoso". Sangue "viscoso" significa placas, que aderem às paredes arteriais, entupindo-as e aumentando o risco de ataque cardíaco e AVC. Além disso, os ácidos graxos ômega 3 combatem o envelhecimento, porque reduzem a inflamação — sim, isso significa que ajudam a evitar o inchaço e as bolsas debaixo dos olhos. Também aumentam a sensibilidade à insulina, ajudando a desenvolver músculos e a reduzir a gordura abdominal. E quanto mais músculos você tiver, mais calorias seu corpo queimará.

Uma dieta rica em ômega 3 ajuda a combater o inchaço e abaixar a pressão arterial; isso pode significar que o peixe previne alguns dos danos causados pelo sal. Embora os peixes e frutos do mar com mais ômega 3, como salmão, arenque, anchova, ostra, sardinha, peixe branco e cavala apresentem o máximo desses benefícios, os tamanhos de suas porções são um pouco menores, porque eles são mais calóricos.

Você está escolhendo peixe em lata? Durante a fase de pontapé inicial só faça isso se for uma variedade "sem adição de sal" ou com "baixo teor de sódio". Salgue seu peixe e você o tornará um causador de inchaço. Frite-o e o tornará engordativo.

FRUTOS DO MAR (SOMENTE AMÊIJOAS, OSTRAS, VIEIRAS E CAMARÃO), LULA (TAMBÉM CONHECIDA COMO CALAMAR)

Pobres em calorias e gorduras saturadas, os frutos do mar são ótimas fontes de proteína magra. Embora realmente contenham um pouco mais de sódio do que a maioria dos peixes e quantidades maiores de colesterol, a gordura saturada e o excesso de calorias é que causam problemas, e os frutos do mar contêm pouco de ambas. Limite-os a duas vezes por semana. Você encontrará lagosta, caranguejo e mexilhões na fase de manutenção (Capítulo 6), porque eles têm um teor mais alto de sódio.

LATICÍNIOS DESNATADOS E SEMIDESNATADOS

Leite, iogurte, queijo cottage e queijo 0% de gordura ou com 1% de gordura (semidesnatado) são proteínas emagrecedoras. Geralmente, uma porção de laticínio equivale a 1 xícara de leite ou leite de soja fortificado com cálcio; ¾ de xícara de iogurte; 30g de queijo (tipicamente uma fatia fina); ¼ de xícara de queijo ralado grosso ou ½ xícara de queijo cottage ou iogurte frozen.

Os laticínios desnatados e semidesnatados são ótimos emagrecedores porque fornecem o melhor equilíbrio de cálcio, potássio e magnésio para controlar a pressão arterial e combater os efeitos nocivos do sal. Na verdade, são tão benéficos que são prescritos como os principais componentes das dietas de pessoas hipertensas. Mas lembre-se de procurar laticínios de baixo sódio e evitar queijo processado. Ao escolher queijo cottage, se não for de baixo sódio, limite sua ingestão a uma porção por dia.

DICA DAS GÊMEAS

Saiba que queijo *de gordura reduzida* NÃO é *0% de gordura*. "Gordura reduzida" significa uma redução de gordura estabelecida pelo fabricante, sem definição legal prévia. Trinta gramas (cerca de uma fatia) de queijo de gordura reduzida, e de baixo teor de sódio, podem conter 110 calorias e 6g de gordura, 4 das quais entopem artérias! Isso é um desastre, pois causa flacidez e problemas cardíacos. Sempre prefira um queijo 0% de gordura ou 1% de gordura, a um "de gordura reduzida".

Os produtos semidesnatados e desnatados podem apresentar um teor mais alto de sódio do que seus correspondentes integrais: 30g de cheddar picante contém 45% a menos de sódio do que 30g de cheddar 0% de gordura. Quando a gordura, um importante veículo para o sabor, é removida, outros ingredientes, como o sódio, frequentemente são acrescentados, para compensar. Ainda assim, a troca vale a pena. Limite a gordura saturada, que engorda e entope artérias, ingerindo alimentos semidesnatados e desnatados. Você evitará o sódio em outras áreas.

O iogurte semidesnatado e desnatado cumpre as qualificações de uma proteína emagrecedora *ou* um carboidrato emagrecedor. Isso significa que, como contém tanto carboidrato quanto proteína, você pode ingeri-lo sozinho como lanche. A boa notícia é que, como quer que você escolha encaixá-lo em sua dieta, ele também lhe dará um acréscimo de cálcio. Quer mais um bônus? Os benefícios anti-inchaço do iogurte são surpreendentes. Mas lembre-se de que um laticínio comum vai deixá-lo gordo e inchado. Veja na Tabela 2, no início deste capítulo, se seu iogurte favorito cumpre as qualificações.

FAVORITO DAS GÊMEAS DA NUTRIÇÃO

Iogurte orgânico natural desnatado. Tomamos o nosso como "neve derretida". Simplesmente o colocamos no congelador por cerca de uma hora, até gelar. Tome-o pronto ou bata-o em um processador de alimentos para torná-lo cremoso. Acrescente ¼ de colher de chá de cacau em pó. Fica delicioso!

Embora os 12g de açúcar permitidos em 170g de iogurte possam parecer muito, 8 desses gramas estão lá naturalmente. Isso significa que o iogurte que você toma na fase inicial na verdade não tem mais de 4g de açúcar adicionado.

Algumas pessoas preferem iogurte grego desnatado, que tem mais proteína, mas menos cálcio do que outros iogurtes. Algumas marcas de iogurte grego desnatado têm o mesmo sabor de iogurte integral! Se você escolher um desses tipos de iogurte, certifique-se de que tem 10% ou mais do Valor Diário (VD) de cálcio.

CUIDADO COM A ADIÇÃO DE FIBRAS

Empresas agora adicionam fibras isoladas como inulina e polidextrose a alimentos, como alguns tipos de iogurte orgânico, cereais e suplementos de fibra, afirmando que são tão boas quanto as fibras encontradas naturalmente em grãos integrais, frutas e vegetais. Embora não haja boas evidências para confirmar ou negar isso, a desvantagem é que a inulina pode provocar gases ou outros desconfortos estomacais, e um produto com polidextrose pode resultar em "um efeito laxante devido a consumo excessivo", como avisa a embalagem. Leia os rótulos e acompanhe suas reações no diário alimentar (veja o Capítulo 5).

INTOLERÂNCIA À LACTOSE AUTODIAGNOSTICADA?

Faça seu médico checar de novo. Algumas pessoas confundem síndrome do cólon irritável com intolerância à lactose; outras julgam ser intolerantes à lactose quando são somente os laticínios integrais que lhes causam inchaço ou flatulência. Frequentemente, elas podem ingerir laticínios semidesnatados e desnatados e permanecer livres de sintomas.

Tanto o iogurte quanto o quefir (uma bebida feita de leite fermentado parecida com iogurte) contém bactérias chamadas de probióticos que auxiliam na digestão da lactose. O iogurte (não o frozen!), em geral, não produz sintomas de intolerância à lactose, porque essas bactérias ajudam a digeri-la. Além disso, os probióticos podem reduzir a diarreia associada a antibióticos e ajudar a combater a síndrome do cólon irritável e outros problemas intestinais.

Felizmente, todas as pessoas produzem a necessária enzima lactase, que digere a lactose (o açúcar no leite). Se você é intolerante à lactose, seu corpo simplesmente não produz quantidades suficientes, o que faz com que não consiga digerir os laticínios muito bem. Talvez você fique surpreso em saber que pode ingerir alguns sem efeitos desagradáveis. Embora uma xícara de iogurte ou sorvete possa fazer mal ao seu estômago, meia pode não fazer. Todas as pessoas variam no tipo e nas quantidades de laticínios com que podem lidar. O modo ideal de descobrir seu limite é começar com uma porção muito pequena e ver se ela o afeta. Por exemplo, se seu leite o incomodar, tome uma colher de chá. Se isso não o incomodar, no dia seguinte tome uma colher de sopa, e logo descobrirá seu limite.

Se você reagir à lactose mesmo no iogurte semidesnatado ou desnatado, pode experimentar tomar a enzima lactase, à venda sem receita médica. Simplesmente a ingira com a primeira porção de laticínio, e talvez consiga digerir o laticínio sem apresentar sintomas. Se você for supersensível à lactose, evite-a e verifique com um nutricionista registrado se está satisfazendo suas necessidades de cálcio. Saiba que pequenas quantidades de lactose podem ser encontradas em muitos alimentos processados: pães e outros produtos assados; cereais e bebidas para o café da manhã; purê de batata instantâneo; sopas; margarina; carnes processadas (que não sejam kosher); molhos para salada; doces e outros lanches; massa para panqueca; biscoitos; bolinhos; suplementos em pó para substituir refeições — até mesmo produtos que *não são laticínios*. Se contiverem soro de leite, coalhada, subprodutos do leite, sólidos de leite em pó ou leite em pó desnatado, eles contêm lactose.

Como já mencionamos, para ajudar a satisfazer suas necessidades de cálcio você precisará de pelo menos duas porções diárias (ou alimentos ricos em cálcio ou enriquecidos com cálcio) como parte de suas proteínas emagrecedoras. Homens, se vocês ingerirem essas duas porções não precisarão tomar nenhum suplemento, porque alguns estudos indicam que isso aumentaria seu risco de câncer de próstata. Sabemos que no pontapé inicial as calorias são restritas e pode ser difícil comer duas porções de laticínios por dia, mas tentem o máximo que puderem. Mulheres, vocês precisam tomar 500mg de suplementos de cálcio por dia. As necessidades de cálcio alimentar são grandes — 1.000mg por dia para adultos de 19 a 50 anos e 1.200mg para os de 50 ou mais. Você teria de comer 3 a 5 porções de alimentos ricos em cálcio todos os dias para alcançar a quantidade recomendada. Fora os laticínios, alimentos ricos em cálcio incluem, entre outros, brócolis, espinafre, salmão enlatado e sucos enriquecidos com cálcio. Procure suplementos de citrato de cálcio ou carbonato de cálcio e divida a dose em até 250mg duas vezes por dia, já que não se pode absorver mais de 500mg de cálcio em um período curto de tempo. Estar em uma dieta de restrição de calorias torna mais difícil satisfazer as necessidades de cálcio. Consulte um nutricionista se tiver problemas em obter quantidades adequadas de alimentos ricos em cálcio e não tomar nenhum suplemento.

DICA DAS GÊMEAS

Tome um suplemento de cálcio que inclua magnésio, porque ele ajuda a evitar a prisão de ventre. Também se certifique de que seu suplemento inclui vitamina D, para ajudar na absorção do cálcio.

SOJA E TOFU

A soja é encontrada em produtos como leite de soja, tempeh (um bolo de soja fermentado) e tofu. Os alimentos de soja integrais — os que não incluem proteínas isoladas de soja e não são processados — são ótima fonte de proteína e contêm outros nutrientes, como fibras, vitaminas B e ácidos graxos ômega 3; alguns são enriquecidos com sódio. Alimentos de soja processados como substitutos da carne não são permitidos na fase de pontapé inicial, mas serão na fase 2, o plano de manutenção.

Alguns estudos causam preocupações com a soja — particularmente com isolados de soja ou outras formas similarmente processadas. Escolha produtos de soja da forma menos processada disponível (grãos inteiros, tofu, tempeh e derivados de farinha de soja). *Hmmm... menos processados? Isso parece familiar — como tudo mais neste plano.* A soja pode ser uma fonte valiosa de proteína em uma dieta vegetariana ou vegana, mas não se fixe nela como sua única fonte de proteína.

Só porque algo faz bem em pequenas quantidades não significa que também será benéfico em excesso.

OS FUNDAMENTOS DOS MONOEMAGRECEDORES

	Porções por dia (mulheres)	Porções por dia (homens)
Monoemagrecedores	1	1

Uma porção de monoemagrecedor contém cerca de 100 calorias; durante a fase inicial, todos os monoemagrecedores são praticamente livres de sódio, à exceção do homus, que pode conter até 150mg. Geralmente, uma porção equivale a 3 colheres de chá de óleo, 6 colheres de chá (2 colheres de sopa) de *mixed nuts* sem sal, ¼ de xícara de abacate ou 3 colheres de sopa rasas de homus. Você pode comer uma porção de monoemagrecedor por dia.

Os monoemagrecedores são como proteínas emagrecedoras, uma vez que são de digestão mais lenta e ajudam a manter a saciedade. Por isso, você pode optar por comer sua porção de monoemagrecedor em uma refeição para substituir a proteína emagrecedora, ou comer um monoemagrecedor, como castanhas, sozinho, como lanche.

AZEITE DE OLIVA E ÓLEOS DE AMENDOIM, AÇAFRÃO-BASTARDO, NOZES, GIRASSOL, GERGELIM, SOJA E LINHAÇA

Esses óleos têm alto teor de gorduras monoinsaturadas e abaixam o "mau" colesterol (LDL) sem afetar o "bom" colesterol (HDL). São ótimas alternativas à manteiga gordurosa e entupidora de artérias. Ricos em antioxidantes, podem ajudar a reduzir o risco de câncer e outras doenças crônicas. Você precisará medi-los cuidadosamente, porque eles adicionam calorias rapidamente. Despejar óleo por uma fração de segundo a mais do que o planejado pode acrescentar centenas de calorias inesperadas!

LINHAÇA

Incluir linhaça com alto teor de fibra (não o óleo) em sua dieta é um ótimo modo de manter a regularidade intestinal e evitar feias protuberâncias na barriga. A linhaça é rica em ácido alfalinolênico (AAL), um ácido graxo ômega 3 precursor da forma de ômega 3 encontrada em óleos de peixe — de modo que possui propriedades anti-inflamatórias, o que a torna perfeita para o combate ao envelhecimento. Mas tome cuidado: você teria de ingerir uma grande quantidade de linhaça (e *muitas calorias*) para obter os mesmos benefícios de ingerir uma porção de 90g de peixe rico em ômega 3. A linhaça causa problemas estomacais em algumas pessoas, mas talvez seja porque elas não estão acostumadas com uma alta quantidade de fibras. Manter um diário alimentar (veja o Capítulo 5) o ajudará a reconhecer os alimentos que lhe causam problemas.

DICA DAS GÊMEAS

A linhaça passa pelo corpo sem ser digerida. Para obter benefícios nutricionais, moa ou compre moída em um pacote selado a vácuo para evitar que fique rançosa. Para conservá-la, guarde-a em um recipiente hermético na geladeira ou no congelador; depois de moída, a linhaça oxida e se estraga rapidamente.

FAVORITO DAS GÊMEAS DA NUTRIÇÃO

Pistache sem sal. Realmente é um fruto oleaginoso emagrecedor. Sua combinação de alta proteína, fibra e gordura saudável o torna saciador, enquanto sua casca torna você atento ao que está comendo. Além disso, trinta pistaches equivalem a 100 calorias!

CASTANHAS, SEMENTES E SUAS MANTEIGAS

De amêndoas a pinhões e manteiga de amendoim a tahine você obtém um forte efeito saciador. Antioxidantes como vitamina E e vitaminas B, que produzem energia, tornam essas gorduras ricas em proteínas fábricas de nutrientes boas para o coração. Escolha variedades sem sal e evite manteiga de amêndoas de gordura reduzida — surpreendentemente, você perde tudo de bom quando a gordura é retirada: os benefícios do monoemagrecedor são substituídos por carboidratos e sal extra.

ABACATE

Delicioso e nutritivo, o truque para não engordar é comer uma porção de apenas ¼ de xícara. Um abacate inteiro poderia lhe custar 300 a 400 calorias. *Uau!*

OS FUNDAMENTOS DOS LIMPADORES E ANTI-INCHAÇOS

	Porções por dia (mulheres)	Porções por dia (homens)
Limpadores e anti-inchaços	5-9 vegetais (esforce-se para chegar a 9) 2 frutas	5-10 vegetais (esforce-se para chegar a 10) 2 frutas

Geralmente, uma porção de vegetais equivale a 1 xícara de vegetais crus, 1 xícara de vegetais folhosos verdes (como alface), ½ xícara de vegetais cozidos no vapor ou ¾ de xícara de suco de vegetais. No caso de frutas, uma porção geralmente equivale a um pedaço de fruta ou ½ xícara de frutas silvestres ou frutas fatiadas. Eis alguns exemplos de frutas, inclusive algumas exceções aos tamanhos das porções anteriormente mencionados.

Maçã, 1 pequena
Uvas, 20

Purê de maçã sem açúcar, ½ xícara

Manga, 1 pequena ou ½ grande

Damascos, 4

Nectarina, 1 grande

Banana, 1 pequena ou ½ grande

Laranja, 1 grande

Amora-silvestre, ½ xícara

Abacaxi em pedaços, ¾ de xícara

Melão, ½ inteiro ou 1 xícara, cortado em cubos

Uva-passa, 3 colheres de sopa

Cerejas, ¾ de xícara

Morangos, ½ xícara, fatiados, ou 1 xícara, inteiros

Toranja, 1 pequena ou ½ grande

As fibras ocupam espaço no estômago, diminuindo sua fome e fazendo você comer menos. As fibras e os antioxidantes encontrados nos limpadores e anti-inchaços contribuem muito para um sistema imunológico saudável — reduzem a inflamação e o risco de doenças cardiovasculares, câncer, diabetes e obesidade. Outra ótima notícia é que, como a inflamação também está ligada ao envelhecimento, os limpadores e anti-inchaços o ajudarão a dizer: "Adeus, rugas!" Além disso, as fibras mantêm o sistema digestivo saudável.

Sabemos que muitas pessoas se queixam de que as fibras lhes causam flatulência, que é tudo, menos sexy. Contudo, a flatulência geralmente diminui quando o corpo se adapta à nova quantidade apropriada de fibras. Este plano o ajuda a acrescentar fibras gradualmente, de modo a ter o mínimo de problemas intestinais, se os tiver. Além disso, como as frutas e os vegetais têm baixa caloria, são ricos em fibras e repletos de nutrientes e antioxidantes poderosos que combatem doenças, eles se tornam a arma secreta do emagrecimento. Saciam sem empanturrar. Isso sim é sexy. São naturalmente ricos em água e potássio e pobres em sal — a fórmula anti-inchaço ideal e mágica que ajuda a restabelecer o equilíbrio de sódio do corpo. Ingira-os em todas as refeições para reduzir o desconforto, o inchaço e as feias protuberâncias resultantes da prisão de ventre.

Embora, em geral, você possa usar limpadores e anti-inchaços alternadamente, haverá momentos em que desejará ingerir o que vai funcionar melhor para o que você precisa. Se estiver com prisão de ventre ou inchado devido a sal e retenção de líquido, é hora de prestar atenção a quais frutas e vegetais escolher. Por exemplo, se você estiver com um horário irregular devido a viagens e sentindo prisão de ventre, escolha frutas e vegetais limpadores, como brócolis, folhas de mostarda, peras e maçãs. Se, por outro lado, tiver se esbaldado em uma festa e abusado de alimentos salgados, escolha anti-inchaços como aspargo, pepino, couve e melão para desinchar seu corpo rapidamente.

FRUTAS

As frutas são pouco calóricas e quase sempre livres de gordura. Quando você as come, os açúcares chegam ao corpo junto com fibras, grandes quantidades de água e muitas vitaminas e minerais importantes. Em contrapartida, os açúcares refinados, como os encontrados nos doces, entram no corpo de forma concentrada, causando o rápido aumento do açúcar no sangue e praticamente sem fornecer nenhum nutriente. Seu corpo reage à alta dose de açúcar tentando diluí-lo em água. Isso faz você reter água e ficar inchado.

As frutas são uma boa fonte de carboidratos saudáveis que fornecem energia; você pode usar uma das suas duas porções de fruta em vez de um carboidrato emagrecedor em sua refeição. Combine-a com uma proteína emagrecedora e, de preferência, um limpador adicional para ter uma refeição completa. Você pode fazer isso para economizar uma porção de carboidrato emagrecedor quando deseja comer porções adicionais em outra refeição. Ou, se decidir comer mais de duas porções diárias de frutas, o pedaço de fruta extra pode *substituir* suas porções de carboidrato emagrecedor.

FAVORITO DAS GÊMEAS DA NUTRIÇÃO

Ameixas secas Sunsweet Ones. São ideais sempre que você sente que está com um pouco de prisão de ventre ou simplesmente deseja uma deliciosa dose de antioxidantes que aumentam a energia. Elas são embaladas individualmente e contêm apenas 25 calorias cada. Coloque algumas em sua sacola de ginástica, na carteira, no carro ou na mala. Nós as levamos conosco quando viajamos — quando geralmente é difícil obter fibras suficientes para manter a regularidade intestinal. Essas ameixas são milagrosas e evitam que desejemos outros doces.

VEGETAIS

Como você sabe, os vegetais têm poucas calorias e são cheios de fibras e nutrientes, por isso são perfeitos para todos que desejam emagrecer. Devem ser um componente de pelo menos duas de suas três refeições principais diárias. Uma das melhores coisas nos vegetais é que eles contêm carboidratos, por isso fornecem energia. E graças às suas fibras, realmente saciam. À exceção dos vegetais amiláceos (ervilha, batata, milho, abóbora-moranga e abóbora-menina), todos os demais vegetais podem ser ingeridos livremente o dia todo, sem restrições. (Nota: esses vegetais amiláceos ainda são carboidratos saudáveis, mas os tamanhos de suas porções devem ser limitados, e são contados como carboidratos emagrecedores.) Quando se trata de perder gordura corporal, os vegetais são essenciais. Considere-os um "talismã" que você deve ter no almoço, no jantar e em seus lanches. De fato, se terminar de fazer uma refeição ou um lanche e ainda sentir fome, sacie-se com vegetais crus ou cozidos.

Embora em alguns momentos você possa desejar comer nove porções de vegetais por dia em vez de duas porções, não aumente subitamente a quantidade que ingerir, ou poderá apresentar flatulência, dor abdominal e diarreia. Aumente os vegetais aos poucos. Comece acrescentando mais ¼ de xícara do que costuma ingerir em cada refeição; acrescente outro ¼ de xícara a cada refeição, todas as semanas, enquanto prossegue para a próxima fase do plano. Tenha como objetivo ingerir no mínimo 1 xícara de vegetais por refeição. Se, atualmente, não estiver comendo vegetais suficientes, comece o pontapé inicial com menos vegetais do que seu objetivo final. Talvez sinta um pouco mais de fome do que sentirá quando puder comer mais vegetais. Depois de cerca de três semanas, você conseguirá ingerir mais dos alimentos a que é sensível sem sentir desconforto. Logo derreterá gordura corporal e se sentirá mais magro do que nunca.

Vegetais crucíferos como couve-flor, brócolis, repolho e couve-de-bruxelas contêm glicosinolatos, que contribuem para seus efeitos protetores contra o câncer. Também são conhecidos por serem mais gasosos ou, como dizemos, "reativos". Se esses vegetais fizerem você "reagir", experimente cozinhá-los, ou cozinhá-los no vapor, para reduzir seu impacto. Além disso, como já foi mencionado, o corpo se adapta a mais fibras, e elas tendem a causar menos problemas com o passar do tempo. São tão boas limpadoras que podem livrá-lo da prisão de ventre. Tente incluir pequenas porções (para algumas pessoas pode ser menos de ¼ de xícara por refeição) em duas refeições diárias para se adaptar a elas enquanto mantêm sua regularidade intestinal e saúde.

Limpadores e anti-inchaços: suas armas extras para perder peso

Algumas frutas e vegetais ajudam mais a evitar prisão de ventre — esses limpadores devem ser escolhidos sempre que você estiver se sentindo inchado devido a esse problema, ou quando ingerir um "retentor" (aqueles alimentos que causam prisão de ventre que você poderá ingerir ocasionalmente *após* a fase inicial). Os limpadores são alimentos fabulosos, como laranja, espinafre e berinjela, excepcionalmente ricos em fibras e que limpam o cólon. Além disso, evitam que você deixe de fazer seus exercícios devido a algum desconforto estomacal e baixos níveis de energia.

Sem os limpadores, algumas pessoas sempre têm prisão de ventre. Se isso lhe parece familiar, você é uma delas, e lamentamos seu sofrimento. Para outras, que não têm os limpadores como uma parte importante de suas dietas atuais, o segredo é aumentá-los gradualmente, como já mencionado, para que o corpo tenha tempo para se adaptar às fibras e todos os seus milagres de limpeza.

Os anti-inchaços são especialmente eficazes em livrar o corpo do sal extra. Embora todas as frutas e todos os vegetais tenham alto teor de água, os anti-inchaços apresentam uma concentração excepcionalmente alta de água e/ou uma concentração extremamente alta de potássio. Sempre que você se sentir inchado, devido a excesso de sal, álcool ou outros alimentos, escolha um anti-inchaço. Anti-inchaços como aspargo, pepino, bok choy (acelga chinesa), caldo de repolho (se não tiver um impacto negativo em seu trato digestivo), toranja, tomate (mas *não* suco de tomate salgado!) e melancia minimizam o dano de ter ingerido um causador de inchaço. Nota: você não ingerirá causadores de inchaço na fase de pontapé inicial.

Ocasionalmente, certos anti-inchaços podem causar desconforto intestinal em pessoas sensíveis. Quando você fizer seu diário alimentar, se um anti-inchaço estiver afetando negativamente seu trato intestinal, tente descobrir seu limiar. Talvez possa comer apenas pequenas porções do alimento irritante. Você simplesmente pode não estar acostumado a alimentos com fibras. Isso é comum, e, se for o caso, seu corpo se adaptará.

DICA DAS GÊMEAS

Embora a salsa seja uma erva, não um vegetal, é conhecida por seus efeitos anti-inchaço, por isso, use-a para guarnecer batatas, frango e peixe. Veja outras ideias em "Usando temperos emagrecedores" na página 112.

A maioria das frutas e dos vegetais apresenta algumas características tanto de limpadores quanto de anti-inchaços. Contudo, classificamos as mais fortes para ajudá-lo a saber quais vegetais e frutas irão beneficiá-lo mais quando estiver com prisão de ventre (limpadores) ou inchado, devido a excesso de sal (anti-inchaço). Independentemente de você contar o alimento como uma porção de anti-inchaço ou limpador, simplesmente observe que o ingeriu e o use para ajudá-lo quando tiver um desses sintomas. Os alimentos classificados como limpador/anti-inchaço apresentam fortes características que auxiliam a combater esses males. Todas as frutas e todos os vegetais são ótimos para isso; seus maiores benefícios estão entre parênteses a seguir.

Vegetais limpadores e anti-inchaços

Aspargo (anti-inchaço)
Alho-poró
Alcachofra (anti-inchaço)
Cogumelos
Beterraba (anti-inchaço)
Folhas de mostarda (limpador, anti-inchaço)
Pimentão (limpador)
Brócolis (limpador)
Cebola
Couve-de-bruxelas (limpador)
Salsinha (anti-inchaço)
Bok choy ou acelga chinesa (anti-inchaço)
Abóbora (limpador)
Repolho (limpador)
Alface romana
Cenoura (limpador)
Espinafre (limpador, anti-inchaço)
Couve-flor (limpador)

Abóbora espaguete (limpador)
Aipo
Abóbora-amarela
Couve-manteiga (anti-inchaço)
Vagem
Pepino (anti-inchaço)
Acelga
Berinjela
Tomate (anti-inchaço)
Erva-doce (funcho)
Vagem
Folhas de nabo (limpador, anti-inchaço)
Ervilha
Abobrinha
Verduras: folhas de beterraba, couve-galega, mostarda, nabo (anti-
-inchaço)
Couve-manteiga (anti-inchaço)

Frutas que são limpadores e anti-inchaços

Maçã (limpador)
Limão-siciliano/Limão Tahiti (anti-inchaço)
Damasco (anti-inchaço)
Loganberry ou baga de logan (limpador)
Banana (anti-inchaço)
Manga (anti-inchaço)
Blackberry ou amora-preta (limpador)
Nectarina (anti-inchaço)
Mirtilo (limpador)
Laranja (limpador, anti-inchaço)
Boysenberry (limpador)
Mamão (anti-inchaço)
Melão cantaloupe (anti-inchaço)

Pera (limpador, anti-inchaço)

Cranberry (anti-inchaço)

Pêssego (anti-inchaço)

Cassis (limpador)

Abacaxi

Fruto do sabugueiro (limpador)

Ameixa (anti-inchaço)

Figo (limpador)

Ameixa seca (limpador)

Groselha espinhosa

Uva-passa (limpador, anti-inchaço)

Toranja (anti-inchaço)

Framboesa (limpador)

Uva

Morango (limpador)

Melão amarelo (anti-inchaço)

Melancia (anti-inchaço)

Kiwi (limpador, anti-inchaço)

MOLHOS DE TOMATE (COM "BAIXO TEOR DE SÓDIO" OU "SEM ADIÇÃO DE SAL")

Os molhos de tomate com "baixo teor de sódio" ou "sem adição de sal", ou os com menos de 140mg e menos de 50 calorias por ½ xícara, são considerados "não amiláceos", e contam como porção de 1 anti-inchaço ou limpador. (Os com 50 a 100 calorias por ½ xícara são similares aos vegetais amiláceos e contados como carboidratos emagrecedores. Veja a página 129.)

OS FUNDAMENTOS DAS BEBIDAS EMAGRECEDORAS

	Seu peso (Kg)	Porções (aproximadas) por dia (homens e mulheres)
Bebidas emagrecedoras (água ou chá)	56,69kg ou menos	8 copos ou 1,80L
	56,70-68,03	9 copos ou 2L
	68,04-79,37	10 copos ou 2,25L
	79,38-90,71	12 copos ou 2,70L
	90,72-102,05	14 copos ou 3,15L
	102,06-113-39	15 copos ou 3,375L
	113,40-136,07+	18 copos ou 4L

Você precisa beber, diariamente, uma quantidade de líquidos proporcional ao seu peso. Se você pesa 68Kg, isso significa que precisa de 2L por dia, o que representa um pouco mais que 9 copos (copo de 225mL). *A boa notícia?* Isso pode provir tanto de chá quanto de água. Embora você também obtenha líquido dos alimentos, certifique-se de que está bebendo a quantidade recomendada; nossos clientes que seguem essas diretrizes obtiveram benefícios extraordinários para a saúde e o emagrecimento. Também dizem que se sentem com muito mais energia e menos fome. Beber 2 copos de 450mL (muitos copos comportam essa quantidade) de bebidas emagrecedoras em todas as refeições, 2 copos com um lanche ou entre as refeições e 1 copo após o jantar lhe dará 9 porções. (Se você pesar mais de 68kg, precisará de mais algumas porções durante o dia.) Cinco de suas porções diárias de bebidas emagrecedoras devem ser de chá verde.

DICA DAS GÊMEAS

Como saber se você está bem hidratado? Sua urina deve ser de um tom amarelo bem claro, praticamente transparente.

ÁGUA

Seus rins filtram todas as vitaminas, os minerais e os nutrientes que você ingere. Trabalham muito o dia inteiro e, por isso, se tornam menos eficientes com a idade. Pense neles como um filtro de café: o líquido pode passar facilmente. Imagine o que acontece quando você põe sal no filtro. Muito pouco sal, se algum, atravessará o filtro sozinho. A água é crucial — quando você a despeja no sal, o sal passa pelo filtro, limpando-o. Reduza a água e não só seus rins ficarão sobrecarregados como o sal voltará para seus tecidos, criando inchaço e doenças. A solução? Beber água para eliminar o sal.

Se você bebe água de torneira, entre em contato com o fornecedor da sua região para descobrir quanto sódio há em sua água encanada; o ideal é que seja até 20mg/L. Não desperdice dinheiro com água engarrafada, porque muitas opções caras são simplesmente água de torneira em garrafa, ou não muito melhores do que isso. Se você bebe água com gás, tenha o cuidado de ler o rótulo, porque ela contém sódio; escolha marcas com menos de 10mg de sódio por porção. Se você usa suavizadores de água, tenha em mente que eles acrescentam sódio à água; quanto mais pesada a água for, mais suavizador será necessário e mais sódio será acrescentado. Se sua água realmente for pesada, talvez queira suavizar a quente e usar a fria não suavizada para beber e cozinhar. Se estiver tentando reduzir as impurezas em sua água, experimente um filtro de boa qualidade.

CHÁ

O chá (verde, preto e oolong) é único — uma bebida livre de calorias e repleta de antioxidantes chamados *flavonoides*. Os chás herbais contam como bebidas emagrecedoras porque não contêm calorias nem sódio. Contudo, chá herbal não é realmente "chá". Ao contrário dos chás verde, preto e oolong, todos feitos com folhas do arbusto do chá,

Cammellia sinensis, o chá herbal é, na verdade, uma infusão feita com ervas e folhas que não são desse arbusto. Os chás verde, preto e oolong são preferíveis, porque contêm a folha do chá, que apresenta um teor de antioxidante mais alto e um potencial muito maior para combater doenças e acelerar o metabolismo.

DICA DAS GÊMEAS

Quer ter uma pele saudável? Pesquisas mostram que as pessoas que bebem regularmente chá verde apresentam menos dano cutâneo relacionado com o sal do que as que não o bebem. Prepare um jarro e o mantenha na geladeira, para sempre ter chá refrescante pronto.

Os flavonoides combatem o câncer, as doenças cardíacas, o envelhecimento, a inflamação e o inchaço. O chá tem o importante papel de aumentar a microflora intestinal (as bactérias "boas" do corpo), assim como a imunidade a distúrbios intestinais, e de manter o estômago livre de desconforto e inchaço. Além disso, se você beber chá *verde* o dia todo, seu poderoso antioxidante, galato de epigalocatequina (EGCG, de *epigallocatechin gallate*), irá acelerar seu metabolismo. Será preciso tomar cerca de cinco xícaras por dia, mas sabemos que você poderá fazer isso — pelo menos durante essa fase inicial. Se não puder beber chá verde, escolha oolong ou preto, ou mesmo água, mas saiba que o chá verde é que realmente pode acelerar seu metabolismo. O chá também torna as artérias mais flexíveis, permitindo que o sangue e os nutrientes fluam mais facilmente por todo o seu corpo, o que, por sua vez, combate doenças e rejuvenesce as células (evita o envelhecimento!), ao mesmo tempo que desincha.

DICA DAS GÊMEAS

Evite pôr açúcar em seu chá. As calorias vão aumentar muito rapidamente quando você beber cinco xícaras ou mais de chá por dia. Se quiser usar um adoçante não calórico, como stevia, sucralose ou outros, limite-o a dois saquinhos por dia.

O chá verde é usado há séculos na China como um diurético natural, e estudos mostram que os chás verde e oolong podem abaixar a pressão arterial e o chá preto pode proteger a saúde das artérias. Além disso, todos os três chás contêm o aminoácido teanina, que ajuda a relaxar e manter você alerta, por isso, são as bebidas matinais perfeitas. Você se sentirá revigorado enquanto começa calmamente seu dia! Nota: Se, por algum motivo, você não gosta de chá, pode beber água como todas as suas porções de bebida emagrecedora. E também pode optar por versões descafeinadas, mas saiba que alguns dos estudos sobre os efeitos do chá verde de aceleração do metabolismo foram observados com a combinação da cafeína com o EGCG.

FAVORITO DAS GÊMEAS DA NUTRIÇÃO

Chá verde da Lipton.

CAFÉ

Nós não nos esquecemos de você que gosta de café. Temos uma boa notícia! No pontapé inicial, você pode tomar até 355mL de café por dia. A privação de cafeína tornaria este plano muito difícil para algumas pessoas. Você ainda perderá barriga e nádegas com sua xícara de 355mL de café se o tomar preto ou lhe acrescentar apenas leite desnatado (ou um pouquinho de creme desnatado). Não esqueça de contar esse leite em suas porções de proteínas emagrecedoras. Se realmente quiser tomar café na fase inicial, lembre-se de que ele é uma *adição* às suas porções de bebidas emagrecedoras; você ainda precisará de 8 ou mais porções de água ou chá. Limite o açúcar ao máximo de um pacotinho por dia em seu café. Melhor ainda é não ingeri-lo. Se você usar adoçantes artificiais, limite-os a dois pacotinhos por dia. Creme integral, leite integral e leite com 2% de gordura estão fora de cogitação, assim como cafés saborizados.

Os fundamentos dos brindes

Durante a fase de pontapé inicial há vários alimentos que consideramos "brindes". Se um alimento tem menos de 10 calorias e menos de 20mg de sódio por porção, podemos considerá-lo brinde. Você pode comer até 4 porções por dia de qualquer brinde. Esses alimentos incluem sprays culinários, geleia e gelatina livres de açúcar, alguns molhos para salada sem gordura e molhos em spray.

Se você desejar um alimento que não cumpra essas exigências e contenha de 20 a 25 calorias por porção e 40mg ou menos de sódio (como xarope sem açúcar, xarope light ou algum molho para salada sem gordura), simplesmente conte uma porção como duas de seus quatro brindes diários.

Os alimentos que você não tem de contar e pode ingerir em quantidades ilimitadas incluem temperos sem adição de sódio, vinagres e suco de limão. O melhor modo de dar sabor aos alimentos é com temperos. Na verdade, os temperos fazem tão bem que você pode ingeri-los à vontade. Só não use nenhum tipo de sal (como marinho ou de alho), que é carregado de sódio! Os temperos não só são livres de calorias, gordura e sódio como também contêm fitoquímicos que combatem doenças. Por isso, dão ótimo sabor aos alimentos, e também são bons para você.

TEMPERE OS ALIMENTOS COM ESTAS
MISTURAS DE BAIXO TEOR DE SÓDIO

Experimente em casa estas misturas de temperos para obter sabores deliciosos sem nenhuma gordura, calorias ou sal! Para cada mistura, junte todos os ingredientes e guarde em um recipiente hermético. Como ingredientes, use ervas secas ou condimentos moídos, salvo indicação em contrário. Cada mistura contém 5mg de sódio, ou menos, por colher de chá.

Mistura de saleiro nº 1

Rendimento: 2 ½ colheres de sopa

1 colher de sopa de cebola em pó

1 ½ colher de chá de manjericão

1 ½ colher de chá de mostarda seca

½ colher de chá de pimenta chili em pó

½ colher de chá de sementes de aipo moídas

½ colher de chá de páprica

Mistura mediterrânea

Rendimento: 4 colheres de chá

½ colher de chá de alho em pó

¼ de colher de chá de pimenta-caiena

½ colher de chá de cebola em pó

1 colher de chá de orégano

½ colher de chá de cominho

½ colher de chá de tomilho

1 colher de chá de coentro em pó

Mistura de saleiro nº 2

Rendimento: 3 colheres de sopa

2 colheres de chá de tomilho

2 colheres de chá de manjericão

2 colheres de chá de segurelha

1 colher de sopa de manjerona

1 colher de chá de sálvia

Mistura culinária

Rendimento: 2 ½ colheres de sopa

2 colheres de chá de tomilho

1 colher de chá de alecrim

1 colher de sopa de orégano

2 colheres de chá de cebola seca picada

Use 1 colher de chá para cada 500g de proteína magra. Acrescente ½ colher de chá para cada 2L de sopa.

Mistura para todos os fins

Rendimento: 3 colheres de sopa

1 colher de chá de sementes de aipo

1 colher de sopa de manjericão

1 colher de sopa de manjerona

1 colher de chá de cebola em pó

1 colher de chá de tomilho

Use ½ colher de chá para cada 500g de proteína. Use ½ colher de chá para cada 2 xícaras de vegetais.

Mistura para salada

Rendimento: 3 $\frac{1}{3}$ de colheres de sopa

1 colher de sopa de manjerona

1 colher de chá de estragão

2 colheres de chá de manjericão

1 colher de chá de folhas de endro

1 colher de sopa de salsa

Polvilhe sobre saladas mistas ou acrescente 2 colheres de chá para cada xícara de molho de salada feito em casa.

Pronto, é hora de perder peso

Concentrando-se nos alimentos com sinal verde deste capítulo, logo você se sentirá mais magro, com mais energia, mais jovem e feliz. Se precisar de orientação ou não quiser perder tempo com qualquer planejamento, siga os dez dias de cardápios de pontapé inicial do próximo capítulo. Quando terminar, você se sentirá ótimo.

CAPÍTULO 3

Dez dias de cardápios de pontapé inicial

Você permanecerá no pontapé inicial por dez dias e, depois, passará para a fase 2, o plano de manutenção, que acrescenta mais calorias e mimos diários. Os cardápios de pontapé inicial a seguir fornecem 1.200 calorias por dia para as mulheres. Os homens usarão os mesmos cardápios, mas acrescentarão mais alimentos, relacionados no fim de cada cardápio diário. Se você sentir muita fome no plano, acrescente um carboidrato emagrecedor ou uma proteína emagrecedora. Melhor ainda, sirva-se de uma porção extra de vegetais. Isso é mágico. Outro modo de manter seus desejos sob controle é tomar uma tigela de nosso caldo anti-inchaço magro (veja a receita na página 266). Ele é livre de sal e muito baixo em calorias, e os vegetais aumentam seus nutrientes.

Dia 1 do pontapé inicial para as mulheres

Café da manhã
Pêssegos quentes em queijo cottage e pão integral:
$^1\!/_3$ de xícara de pêssegos frescos ou enlatados (em água ou no próprio suco, não em calda) (¾ de limpador/anti-inchaço)
½ xícara de queijo cottage com 1% de gordura (1 proteína emagrecedora)
1 fatia de pão integral de baixo teor de sódio
Pão multigrãos light (1 carboidrato emagrecedor)
2 xícaras de chá verde ou água (2 bebidas emagrecedoras)

Lanche do meio da manhã

3 biscoitos de centeio do tipo cracker (1 carboidrato emagrecedor)

30g (3 fatias) de peito de peru light não defumado, de baixo teor de sódio, assado no forno e finamente fatiado (½ proteína emagrecedora)

2 xícaras de chá verde ou água (2 bebidas emagrecedoras)

Almoço

Hambúrguer de cogumelo portobello feito com:

1 chapéu grande de cogumelo portobello (1 limpador/anti-inchaço)

Spray culinário de azeite de oliva (1 brinde)

1 fatia de 20g de queijo muçarela 0% de gordura (¾ de proteína emagrecedora)

½ pão redondo integral (a parte de baixo ou de cima) (½ carboidrato emagrecedor)

3 fatias de tomate ($^1/_3$ de limpador/anti-inchaço)

3 fatias de cebola ($^1/_3$ de limpador/anti-inchaço)

3 folhas de alface romana ($^1/_3$ de limpador/anti-inchaço)

Modo de preparo: borrife o chapéu de cogumelo com spray culinário de azeite de oliva. Salteie-o em uma frigideira antiaderente untada com spray culinário de azeite de oliva. Cozinhe em fogo médio por cerca de 5 minutos, até os sucos começarem a sair. Vire o chapéu e continue a cozinhar, por mais 5 a 7 minutos, até o cogumelo ficar flexível e não mais firme quando pressionado. Cubra com o queijo e deixe-o derreter. Retire do fogo e coloque sobre a metade de pão integral. Cubra com tomate, alface e cebola.

Salada de morango feita com:

1 xícara de alface romana picada (1 limpador/anti-inchaço)

½ xícara de morangos fatiados (1 limpador/anti-inchaço)

1 colher de chá de azeite de oliva ($^1/_3$ de monoemagrecedor)

Vinagre balsâmico a gosto (brinde ilimitado)

1 colher de sopa de lascas de amêndoas (½ monoemagrecedor)

1 xícara de chá verde, 1 copo de água (2 bebidas emagrecedoras)

Lanche do meio da tarde

3 xícaras de pipoca estourada em ar, sem adição de manteiga ou óleo (1 carboidrato emagrecedor)

Uma pequena porção de creme vegetal ou margarina light (brinde)

1 pimentão grande, cortado em tiras (1 limpador/anti-inchaço)

2 xícaras de chá verde (2 bebidas emagrecedoras)

Jantar

Salmão com endro, espinafre cozido no vapor e purê de batata vermelha feito com:

¼ de xícara de iogurte natural desnatado ($^1/_3$ de proteína emagrecedora)

¼ de colher de chá de endro seco (ilimitado)

½ colher de chá de suco de limão (ilimitado)

¼ de colher de chá de mistura de tempero com pimenta e limão (ilimitado)

90g de filé de salmão (2 proteínas emagrecedoras)

1 xícara de purê de batata magro das Gêmeas da Nutrição (veja a receita na página 263) (1 carboidrato emagrecedor)

1 xícara de espinafre cozido no vapor (2 limpadores/anti-inchaços)

1 copo de água (1 bebida emagrecedora)

2 xícaras de chá verde (2 bebidas emagrecedoras)

Modo de preparo: preaqueça o forno a 180° C. Bata junto o iogurte, o endro, o suco de limão e os temperos. Despeje sobre o filé de salmão. Asse por 15 a 18 minutos, até ficar ao ponto. Você pode verificar com um garfo; quando estiver ao ponto, ficará uniformemente opaco na parte mais grossa do peixe, e se desmanchará em flocos facilmente. Sirva sobre espinafre cozido no vapor com umas gotinhas de limão, se assim o desejar, junto com o purê de batata.

Lanche pós-jantar (pelo menos uma hora antes de ir para a cama)

½ xícara de melão cantaloupe cortado em cubos (½ limpador/anti-inchaço)

170g de iogurte natural desnatado (1 proteína emagrecedora)

1 xícara de chá verde (1 bebida emagrecedora)

> **Total diário:** 1.172 calorias, 165g de carboidratos, 87g de proteína, 22g de gordura, 5g de gordura saturada, 26g de fibra, 1.250mg de sódio, 4 carboidratos emagrecedores, 5 ¼ de proteínas emagrecedoras, $^5/_6$ de monoemagrecedor, 8 limpadores/anti-inchaços, 9 bebidas emagrecedoras, 2 brindes

Dia 1 do pontapé inicial para os homens

Café da manhã: coma duas fatias de pão em vez de uma.

Lanche do meio da manhã: acrescente 30g extras de peito de peru de baixo teor de sódio.

Jantar: acrescente 45g extras de salmão e mais ¾ de xícara de espinafre cozido no vapor.

> **Total diário:** 1.400 calorias, 190g de carboidratos, 115g de proteína, 26g de gordura, 6g de gordura saturada, 35g de fibra, 1.498mg de sódio, 5 carboidratos emagrecedores, 6 ¾ de proteínas emagrecedoras, $^5/_6$ de monoemagrecedor, 9 ½ de limpadores/anti-inchaços, 9 bebidas emagrecedoras, 2 brindes

Dia 2 do pontapé inicial para as mulheres

Café da manhã

¾ de xícara de cereal matinal com grãos variados ou granola (1 carboidrato emagrecedor)

1 xícara de leite desnatado (1 proteína emagrecedora)

¼ de xícara de mirtilo (½ limpador/anti-inchaço)

2 xícaras de chá verde (2 bebidas emagrecedoras)

Almoço

Sanduíche de queijo quente com vegetais e maçã, com palitos de aipo e cenoura

1 pão árabe integral (1 ½ carboidrato emagrecedor)

30g de queijo muçarela 0% de gordura (1 proteína emagrecedora)

¾ de xícara de alface romana (¾ de limpador/anti-inchaço)

¼ de xícara de cenouras cortadas em tiras (¼ de limpador/anti-inchaço)

½ maçã cortada em cubos (½ limpador/anti-inchaço)

20 borrifos de spray de molho italiano para salada (brinde)

1 xícara de palitos de aipo e cenoura (1 limpador/anti-inchaço)

1 copo de água, 1 xícara de chá verde (2 bebidas emagrecedoras)

Modo de preparo: corte o pão árabe ao meio e encha cada lado de queijo. Ligue o forno elétrico em temperatura média-alta e asse o pão árabe até o queijo derreter. Tire o pão do forno e acrescente a alface, as cenouras em tiras e a maçã; borrife molho em cada metade. Sirva com os palitos de aipo e cenoura.

Lanche da tarde

1 pão de centeio, aveia ou 7 grãos (½ carboidrato emagrecedor)

¼ de xícara de queijo cottage semidesnatado e de baixo teor de sódio misturado com cebolinha (½ proteína emagrecedora)

1 copo de água (1 bebida emagrecedora)

Jantar

Tacos de peixe com molho de manga (veja receita na página 215) (1 carboidrato emagrecedor, 2 proteínas emagrecedoras, 1 limpador/anti-inchaço)

1 ½ xícara de abobrinha, abóbora-amarela e pimentão vermelho cozidos no vapor com alho e coentro esmagados (3 limpadores/anti-inchaços)

1 copo de água, 1 xícara de chá verde (2 bebidas emagrecedoras)

Lanche pós-jantar (pelo menos uma hora antes de ir para a cama)
170g de iogurte light sabor baunilha (1 proteína emagrecedora)
2 colheres de sopa de amêndoas em lascas (1 monoemagrecedor)

Total diário: 1.152 calorias, 25g de gordura, 163g de carboidratos, 92g de proteína, 4g de gordura saturada, 34,5g de fibra, 1.210mg de sódio, 4 carboidratos emagrecedores, 5 ½ de proteínas emagrecedoras, 1 monoemagrecedor, 7 limpadores/anti-inchaços, 9 bebidas emagrecedoras, 1 brinde

Dia 2 do pontapé inicial para os homens

Café da manhã: acrescente mais ¾ de xícara de cereal matinal de grãos variados ou granola e ½ xícara de leite.

Almoço: acrescente um ovo cozido ao seu pão árabe com vegetais e maçã.

Total diário: 1.383 calorias, 192g de carboidratos, 113g de proteína, 31g de gordura, 6g de gordura saturada, 42,3g de fibra, 1.401,1mg de sódio, 5 carboidratos emagrecedores, 7 proteínas emagrecedoras, 1 mono emagrecedor, 7 limpadores/anti-inchaços, 9 bebidas emagrecedoras, 1 brinde

Dia 3 do pontapé inicial para as mulheres

Café da manhã
4 panquecas proteicas de mirtilo (veja a receita na página 246) (1 ½ carboidrato emagrecedor, 1 ½ proteína emagrecedora, 1 limpador/anti-inchaço)

2 colheres de sopa de calda sem açúcar (opcional) (brinde)

2 xícaras de chá verde (2 bebidas emagrecedoras)

Almoço

Salada cítrica de frango e nozes feita com:

2 xícaras de espinafre (2 limpadores/anti-inchaços)

½ xícara de cada um destes vegetais fatiados: pimentão, brócolis, tomate e pepino (2 limpadores/anti-inchaços)

60g de peito de frango cortado em tiras (1 proteína emagrecedora)

1 laranja, cortada em pedaços (1 limpador/anti-inchaço)

1 colher de sopa de amêndoas em lascas (½ monoemagrecedor)

1 colher de chá de azeite de oliva, misturado à salada ($1/3$ de monoemagrecedor)

Modo de preparo: misture todos os ingredientes.

6 biscoitos de farelo de arroz (1 carboidrato emagrecedor)

2 xícaras de chá verde (2 bebidas emagrecedoras)

Lanche da tarde

5 xícaras de pipoca de micro-ondas light (1 carboidrato emagrecedor)

1 xícara de chá verde, 1 copo de água (2 bebidas emagrecedoras)

Jantar

1 xícara de purê de batata-doce (1 carboidrato emagrecedor)

1 porção de salmão grelhado com pimenta, ervas e limão (veja a receita na página 223) (2 proteínas emagrecedoras)

1 xícara de brócolis e cenouras cozidas no vapor (2 limpadores/anti--inchaços) com manjericão

2 copos de água (2 bebidas emagrecedoras)

Lanche pós-jantar (pelo menos uma hora antes de ir para a cama)

2 picolés de pêssego e creme (veja a receita na página 243) (2 picolés = ½ limpador/anti-inchaço, ½ proteína emagrecedora)

1 copo de água (1 bebida emagrecedora)

> **Total diário:** 1.194 calorias, 179g de carboidratos, 85g de proteína, 25g de gorduras totais, 3g de gordura saturada, 33g de fibra, 1.066mg de sódio, 4 carboidratos emagrecedores, 4 ¾ de proteínas emagrecedoras, 8 ½ de limpadores/anti-inchaços, $1/6$ de monoemagrecedor, 9 bebidas emagrecedoras, 1 brinde

Dia 3 do pontapé inicial para os homens

Almoço: acrescente 30g extras de frango à sua salada e 6 biscoitos extras de farelo de arroz.

Jantar: acrescente 60g de salmão.

> **Total diário:** 1.431 calorias, 198g de carboidratos, 109g de proteína, 33g de gorduras totais, 3g de gordura saturada, 36g de fibra, 1.236mg de sódio, 5 carboidratos emagrecedores, 6 ¼ de proteínas emagrecedoras, 8 ½ de limpadores/anti-inchaços, 1 monoemagrecedor, 9 bebidas emagrecedoras, 1 brinde

Dia 4 do pontapé inicial para as mulheres

Café da manhã
1 pacote de aveia instantânea orgânica da Quaker (1 carboidrato emagrecedor)
Omelete de claras de ovos e vegetais feita com:
4 claras de ovos (1 proteína emagrecedora)
¾ de xícara de espinafre e cogumelos fatiados (¾ de limpador)
Spray culinário (para a frigideira)

½ maçã (½ limpador/anti-inchaço)

1 xícara de chá verde, 1 copo de água (2 bebidas emagrecedoras)

Almoço
Pizza de pão árabe feita com:

1 pão árabe integral (abra-o para ter dois pedaços achatados)

½ xícara de molho de tomate com manjericão com baixo teor de sódio
  (1 anti-inchaço/limpador)

45g de queijo suíço 0% de gordura (1 ½ proteína emagrecedora)

½ xícara de cogumelos e pimentões fatiados para cobrir a pizza (½
  limpador/anti-inchaço)

½ xícara de espinafre para cobrir a pizza (½ limpador/anti-inchaço)

½ banana (1 limpador/anti-inchaço)

1 xícara de pepino e tomates-cereja fatiados (1 limpador/anti-inchaço)

1 copo de água, 1 xícara de chá verde (2 bebidas emagrecedoras)

Lanche da tarde
1 pão ou biscoito integral (½ carboidrato emagrecedor)

15g de ricota cremosa (½ proteína emagrecedora)

2 xícaras de chá verde (2 bebidas emagrecedoras)

Jantar
Salmão mediterrâneo feito com:

90g de salmão assado (2 proteínas emagrecedoras)

Polvilhe a mistura mediterrânea (opcional) (veja a receita na página
  70.

Modo de preparo: preaqueça o forno para grelhar. Borrife uma assadeira de alumínio rasa e a parte de cima do salmão com spray de azeite de oliva. Grelhe (na grade superior) por 10-15 minutos, sem virar, até as bordas do salmão dourarem e o peixe adquirir um tom rosa-esbranquiçado (não mais transparente) e se desfazer em lascas quando tocado com um garfo.

¼ de xícara de arroz integral cozido (½ carboidrato emagrecedor)

1 xícara de salada de tomate e pepino, temperada com vinagre e limão (1 limpador/anti-inchaço)

1 xícara de aspargos cozidos no vapor e feijão-verde com folhas de endro (2 limpadores/anti-inchaços)

1 espiga de milho verde (1 carboidrato emagrecedor)

2 copos de água (2 bebidas emagrecedoras)

Lanche pós-jantar (pelo menos uma hora antes de ir para a cama)

1 pera d'Anjou assada com canela (1 limpador/anti-inchaço)

2 colheres de sopa de amêndoas em lascas (1 emagrecedor)

1 xícara de chá verde (1 bebida emagrecedora)

Total diário: 1.189 calorias, 174g de carboidratos totais, 78g de proteína, 28g de gorduras totais, 5,5g de gordura saturada, 38g de fibra, 1.083mg de sódio, 4 carboidratos emagrecedores, 5 proteínas emagrecedoras, 1 monoemagrecedor, 7 ¾ de limpadores/anti-inchaços, 9 bebidas emagrecedoras

---

Dia 4 do pontapé inicial para os homens

Lanche: coma 2 pães ou biscoitos integrais em vez de um.

Jantar: ingira 65g a mais de salmão e ¼ de xícara extra de arroz integral.

Total diário: 1.405 calorias, 194g de carboidratos totais, 98g de proteína, 34g de gorduras totais, 6g de gordura saturada, 42g de fibra, 1.500mg de sódio, 5 carboidratos emagrecedores, 6 ½ proteínas emagrecedoras, 1 monoemagrecedor, 7 ¾ de limpadores/anti-inchaços, 9 bebidas emagrecedoras

Dia 5 do pontapé inicial para as mulheres

Café da manhã
Omelete da quitanda (veja a receita na página 249)
1 fatia fina de pão integral (1 carboidrato emagrecedor)
2 xícaras de chá verde (2 bebidas emagrecedoras)

Almoço
$1/_3$ de xícara de salada de frango (veja a receita na página 253) (1 proteína emagrecedora)
1 pão árabe orgânico (1 carboidrato emagrecedor)
Fatia de limão para espremer no sanduíche (ilimitado)
1 xícara de tomates-cereja e pimentões cortados em tiras (1 limpador/anti-inchaço)
½ xícara de minicenouras (½ limpador/anti-inchaço)
1 pêssego (1 limpador/anti-inchaço)
1 xícara de chá verde e 1 copo de água (2 bebidas emagrecedoras)

Lanche da tarde
170g de iogurte grego com 0% de gordura (1 proteína emagrecedora)
¼ de xícara de morangos fatiados ($1/_2$ limpador/anti-inchaço)
2 xícaras de chá verde (2 bebidas emagrecedoras)

Jantar
Camarão com crosta de amêndoas (veja a receita na página 212) (½ carboidrato emagrecedor, 1 ½ proteína emagrecedora, 1 monoemagrecedor)
¾ de xícara de arroz integral (½ carboidrato emagrecedor)
1 xícara de aspargos grelhados (1 limpador/anti-inchaço)
1 xícara de berinjela fatiada grelhada (borrife spray culinário nos aspargos e na berinjela, depois, grelhe ou asse) (1 limpador/anti--inchaço)
2 xícaras de chá verde (2 bebidas emagrecedoras)

Lanche pós-jantar (pelo menos uma hora antes de ir para a cama)

1 picolé de pêssego e creme (veja a receita na página 243) (1 picolé = ¼ de limpador/anti-inchaço)

1 copo de água (1 bebida emagrecedora)

Total diário: 1.205 calorias, 145g de carboidratos, 79g de proteína, 36g de gorduras totais, 6g de gordura saturada, 28g de fibra, 870mg de sódio, 4 carboidratos emagrecedores, 5 ½ de proteínas emagrecedoras, 1 monoemagrecedor, 6 ½ limpadores/anti-inchaços, 9 bebidas emagrecedoras

---

Dia 5 do pontapé inicial para os homens

Almoço: acrescente mais ¼ de xícara de salada de frango.

Lanche da tarde: acrescente mais ¼ de xícara de frutas vermelhas fatiadas (conte como ½ carboidrato emagrecedor).

Jantar: coma 1 ½ porção da receita de camarão em vez de 1 porção. (Conte o ½ monoemagrecedor extra da receita como ½ proteína emagrecedora.)

Total diário: 1.410 calorias, 155g de carboidratos, 94g de proteína, 44g de gordura, 7g de gordura saturada, 33g de fibra, 942mg de sódio, 4 ¾ de carboidratos emagrecedores, 6 ½ de proteínas emagrecedoras (½ monoemagrecedor conta como proteína), 1 ½ monoemagrecedor, 7 ½ limpadores/anti-inchaços, 9 bebidas emagrecedoras

Dia 6 do pontapé inicial para as mulheres

Café da manhã
Iogurte crocante feito acrescentando-se cereal ao iogurte:
165g de iogurte grego com 0% de gordura (1 proteína emagrecedora)
$^2/_5$ de xícara de cereal matinal com grãos variados (1 carboidrato emagrecedor)
1 banana pequena (1 limpador/anti-inchaço)
2 copos de água (2 bebidas emagrecedoras)

Almoço
Salada de feijão com arroz e tomate feita com:
¾ de xícara de arroz integral cozido (1 ½ carboidrato emagrecedor)
1 colher de chá de óleo de canola ($^1/_3$ de monoemagrecedor)
2 dentes de alho salteados ($^1/_4$ de limpador/anti-inchaço)
2 tomates, cortados em cubos e salteados (1 limpador/anti-inchaço)
½ xícara de feijão-branco cozido, lavado e escorrido (1 proteína emagrecedora)
1 colher de sopa de molho para salada com baixo teor de sódio (opcional)

Modo de preparo: salteie o alho e os tomates em óleo de canola, acrescente o feijão e despeje a mistura sobre o arroz. Se quiser, sirva com o molho.
1 ½ xícara de palitos crus de abobrinha e cenoura (1 ½ limpador/anti--inchaço)
2 xícaras de chá verde e 1 copo de água (3 bebidas emagrecedoras)

Lanche da tarde
Shake de pêssego feito com:
170g de iogurte light desnatado sabor pêssego (1 proteína emagrecedora)
1 pêssego, fatiado e congelado, ou 1 xícara de pêssegos congelados fatiados (1 limpador/anti-inchaço)

Modo de preparo: bata o iogurte e a fruta com alguns pedaços de gelo para fazer um shake.

1 xícara de chá verde (1 bebida emagrecedora)

Jantar

2 xícaras de verduras variadas com limão e vinagre balsâmico (2 limpadores/anti-inchaços, brindes)

1 porção de frango com abacate e toranja (veja a receita na página 214) (1 ½ proteína emagrecedora, 1 ½ carboidrato emagrecedor, ½ monoemagrecedor, ½ limpador/anti-inchaço)

1 xícara de chá verde, 1 copo de água (2 bebidas emagrecedoras)

Lanche pós-jantar (pelo menos uma hora antes de ir para a cama)

10 pistaches sem sal ($1/_2$ monoemagrecedor)

½ queijo light em tiras ($1/_2$ proteína emagrecedora)

1 xícara de chá verde (1 bebida emagrecedora)

Total diário: 1.203 calorias, 207g de carboidratos, 62g de proteína, 20g de gordura, 3g de gordura saturada, 30g de fibra, 728mg de sódio, 4 carboidratos emagrecedores, 5 proteínas emagrecedoras, 1 $1/_3$ de monoemagrecedor, 7 ¼ de limpadores/anti-inchaços, 9 bebidas emagrecedoras

---

Dia 6 do pontapé inicial para os homens

Almoço: acrescente ½ xícara de feijão-branco.

Lanche da tarde: acrescente 1 xícara de morangos ao shake.

Lanche pós-jantar: acrescente ½ queijo light em tiras.

Total diário: 1.401 calorias, 241g de carboidratos, 75g de proteína, 22g de gordura, 4g de gordura saturada, 38g de fibra, 980mg de sódio 5 carboidratos emagrecedores, 6 ½ de proteínas emagrecedoras, 1 1/3 de monoemagrecedor, 8 ¼ de limpadores/anti-inchaços, 9 bebidas emagrecedoras

Dia 7 do pontapé inicial para as mulheres

Café da manhã
Farinha de aveia natural instantânea da Quaker polvilhada com canela
   (1 carboidrato emagrecedor)
150g de iogurte grego com 0% de gordura (1 proteína emagrecedora)
1 toranja pequena (1 limpador/anti-inchaço)
1 xícara de chá verde e 1 copo de água (2 bebidas emagrecedoras)

Almoço
Salada de espinafre e manga feita com:
2 xícaras de espinafre fresco (2 limpadores/anti-inchaços)
½ manga grande fatiada (1 limpador/anti-inchaço)
1 colher de chá de azeite de oliva ($^1/_3$ de monoemagrecedor)
Vinagre balsâmico (ilimitado)
Suco de limão (ilimitado)
Pilaf de arroz magro das Gêmeas da Nutrição
(Veja a receita na página 264) (1 carboidrato emagrecedor, $^1/_3$ de monoemagrecedor) coberto com:
45g de lombinho de porco grelhado (1 proteína emagrecedora)
1 xícara de feijão-verde, cogumelos e ervilha-torta cozidos no vapor (2 limpadores/anti-inchaços)
1 copo de água, 1 xícara de chá verde (2 bebidas emagrecedoras)

Lanche da tarde

Wrap de alface recheado com homus e peru feito com:

1 colher de sopa de homus ($^1/_3$ de proteína emagrecedora)

60g de peito de peru com baixo teor de sódio (1 proteína emagrecedora)

1 folha de alface (¼ de limpador/anti-inchaço)

2 copos de água (2 bebidas emagrecedoras)

Jantar

Massa ao molho de carne e vegetais feita com:

½ xícara de massa integral cozida (1 carboidrato emagrecedor)

1 xícara de flores de brócolis cozidas (2 limpadores/anti-inchaços)

¼ de xícara de cogumelos cozidos no vapor (½ limpador/anti-inchaço)

¼ de xícara de espinafre cozido no vapor (½ limpador/anti-inchaço)

90g de carne moída de traseiro extramagra (2 proteínas emagrecedoras)

1 xícara de molho de tomate sem sal, temperado com alho em pó, orégano e pimenta-do-reino a gosto (2 limpadores/anti-inchaços)

1 xícara de cenouras e brócolis cozidos no vapor (2 limpadores/anti-inchaços)

1 xícara de chá verde, 1 copo de água (2 bebidas emagrecedoras)

Lanche pós-jantar (pelo menos uma hora antes de ir para a cama)

3 biscoitos de farelo de arroz (½ carboidrato emagrecedor)

1 colher de chá de manteiga de semente de girassol ou manteiga de amendoim ($^1/_3$ de monoemagrecedor)

1 xícara de chá verde (1 bebida emagrecedora)

Total diário: 1.250 calorias, 165g de carboidratos, 90g de proteína, 32g de gordura, 6g de gordura saturada, 34g de fibra, 880mg de sódio, 3 ½ de carboidratos emagrecedores, 5 proteínas emagrecedoras, 1 $^1/_3$ de monoemagrecedor, 11 ¼ de limpadores/anti-inchaços, 9 bebidas emagrecedoras

Dia 7 do pontapé inicial para os homens

Café da manhã: acrescente outro pacote de farinha de aveia natural instantânea da Quaker.

Almoço: acrescente mais 45g de lombinho de porco.

Jantar: acrescente mais 20g de carne moída de traseiro.

Total diário: 1.449 calorias, 184g de carboidratos, 111g de proteína, 37g de gordura, 7g de gordura saturada, 37g de fibra, 995mg de sódio, 4 ½ de carboidratos emagrecedores, 6 ½ de proteínas emagrecedoras, 1 ⅓ de monoemagrecedor, 11 ¼ de limpadores/anti-inchaços, 9 bebidas emagrecedoras

---

Dia 8 do pontapé inicial para as mulheres

Café da manhã
Enroladinho de banana e manteiga de amendoim magro das Gêmeas da Nutrição (veja a receita na página 242) (1 carboidrato emagrecedor, 1 monoemagrecedor, 1 limpador/anti-inchaço)

Lanche do meio da manhã
15 vagens de edamame (½ proteína emagrecedora)
1 xícara de palitos de cenoura e aipo (1 limpador/anti-inchaço)
1 xícara de chá verde (1 bebida emagrecedora)

Almoço
Sanduíche de queijo derretido feito com:
2 fatias de pão integral (2 carboidratos emagrecedores)

30g de queijo muçarela 0% de gordura, muçarela de búfala, queijo suíço semidesnatado ou queijo cheddar light com 75% de gordura reduzida (1 proteína emagrecedora)

Alface, tomate e pimentão no sanduíche (¼ de limpador/anti-inchaço)

1 laranja (1 limpador/anti-inchaço)

1 xícara de mistura de vegetais cozidos no vapor (couve-flor, cenoura, brócolis e asparago) (2 limpadores/anti-inchaços) temperada com mistura de temperos para salada de limão e pimenta (brindes ilimitados)

1 xícara de chá verde, 1 copo de água (2 bebidas emagrecedoras)

Lanche da tarde

170g de iogurte desnatado (1 proteína emagrecedora)

1 xícara de abobrinha e abóbora em tiras (1 limpador/anti-inchaço)

1 copo de água (1 bebida emagrecedora)

Jantar

Salada de jantar feita com:

2 xícaras de alface romana (2 limpadores/anti-inchaços)

½ xícara de tomates-cereja (½ limpador/anti-inchaço)

¼ de xícara de pimentão picado (¼ limpador/anti-inchaço)

Limão e vinagre balsâmico a gosto (brindes ilimitados)

1 porção (cerca de 1 xícara) de peru ao alecrim com vegetais magro das Gêmeas da Nutrição (veja a receita na página 235) (1 ¼ de proteína emagrecedora, 1 limpador/anti-inchaço)

1 porção de purê de batata magro das Gêmeas da Nutrição (veja a receita na página 263) (1 carboidrato emagrecedor)

1 copo de água, 1 xícara de chá verde (2 bebidas emagrecedoras)

Lanche pós-jantar (pelo menos uma hora antes de ir para a cama)

115g de iogurte grego orgânico (½ proteína emagrecedora)

1 xícara de chá verde (1 bebida emagrecedora)

> Total diário: 1.184 calorias, 182g de carboidratos, 80g de proteína, 23g de gordura, 5g de gordura saturada, 28g de fibra, 844mg de sódio, 4 carboidratos emagrecedores, 5 proteínas emagrecedoras, 1 monoemagrecedor, 8 ¾ de limpadores/anti-inchaços, 10 bebidas emagrecedoras

Dia 8 do pontapé inicial para os homens

Lanche do meio da manhã: acrescente 15 vagens extras de edamame.

Almoço: acrescente mais 30g de queijo.

Jantar: sirva-se de uma porção extra (cerca de 1 xícara) do purê de batata magro das Gêmeas da Nutrição.

> **Total diário:** 1.410 calorias, 212g de carboidratos, 96g de proteína, 28g de gordura, 6g de gordura saturada, 33g de fibra, 953mg de sódio, 5 carboidratos emagrecedores, 6 ½ de proteínas emagrecedoras, 1 monoemagrecedor, 8 ¾ de limpadores/anti-inchaços, 10 bebidas emagrecedoras

Dia 9 do pontapé inicial para as mulheres

Café da manhã
½ xícara de cereal matinal rico em fibras misturado com: (1 carboidrato emagrecedor)
165g de iogurte grego 0% de gordura (1 proteína emagrecedora)
½ xícara de morangos fatiados (1 limpador/anti-inchaço)
2 xícaras de chá verde (2 bebidas emagrecedoras)

Almoço

Enrolado de homus e peru feito com:

1 tortilha ou pão árabe integral com menos de 100 calorias e menos de 110mg de sódio) (1 carboidrato emagrecedor)

60g de peito de peru fresco fatiado (1 proteína emagrecedora)

2 colheres de sopa rasas de homus ($^2/_3$ de monoemagrecedor)

½ xícara de tomate picado (½ limpador/anti-inchaço)

Espalhe o homus sobre a tortilha. Adicione o peru, o tomate e a alface. Enrole.

Salada feita com:

1 xícara de alface romana (1 limpador/anti-inchaço)

½ xícara de cenoura, abóbora e aspargos cortados em tiras (1 ½ limpador/anti-inchaço)

1 colher de sopa de molho vinagrete para salada (veja a receita na página 270) (1 ½ brinde)

1 xícara de chá verde, 1 copo de água (2 bebidas emagrecedoras)

Lanche da tarde

4 ameixas secas (1 limpador/anti-inchaço)

10 pistaches ($^1/_3$ de monoemagrecedor)

2 xícaras de chá verde (2 bebidas emagrecedoras)

Jantar

1 porção de frango à parmegiana magro das Gêmeas da Nutrição (veja a receita na página 232) (2 proteínas emagrecedoras, ½ carboidrato emagrecedor, 1 limpador/anti-inchaço)

1 fatia de pão de grãos orgânico com gergelim, ou outro pão integral com menos de 100 calorias e menos de 110mg de sódio) (1 carboidrato emagrecedor)

2 xícaras de couve salteada em 3 colheres de sopa de caldo anti-inchaço magro das Gêmeas da Nutrição (veja a receita na página 266) (2 limpadores/anti-inchaços, ½ brinde)

1 xícara de purê de couve-flor magro das Gêmeas da Nutrição (2 limpadores/anti-inchaços)

2 copos de água (2 bebidas emagrecedoras)

Lanche pós-jantar (pelo menos uma hora antes de ir para a cama)

1 fatia de pão de aveia ou pão árabe integral ($1/2$ carboidrato emagrecedor)

1 queijo Polenguinho Light (1 proteína emagrecedora)

1 xícara de chá verde (1 bebida emagrecedora)

Total diário: 1.234 calorias, 181g de carboidratos, 99g de proteína, 26g de gordura, 7g de gordura saturada, 42g de fibra, 1.229mg de sódio, 4 carboidratos emagrecedores, 5 proteínas emagrecedoras, 10 limpadores/anti-inchaços, 1 monoemagrecedor, 9 bebidas emagrecedoras, 2 brindes

---

Dia 9 do pontapé inicial para os homens

Café da manhã: acrescente mais $1/3$ de xícara de cereal matinal com fibras.

Almoço: acrescente mais 90g de peru.

Total diário: 1.435 calorias, 193g de carboidratos, 129g de proteína, 30g de gordura, 8g de gordura saturada, 44g de fibra, 1.288mg de sódio, 5 carboidratos emagrecedores, 6 ½ de proteínas emagrecedoras, 10 limpadores/anti-inchaços, 1 monoemagrecedor, 9 bebidas emagrecedoras, 2 brindes

---

Dia 10 do pontapé inicial para as mulheres

Café da manhã
Musli rápido feito com:

170g de iogurte natural desnatado (1 proteína emagrecedora)

4 amêndoas picadas ($^1/_3$ de monoemagrecedor)

1 laranja seccionada e fatiada (1 limpador/anti-inchaço)

1 colher de sopa de uvas-passas ($^1/_3$ de limpador/anti-inchaço)

1 pitada de canela

Modo de preparo: misture todos os ingredientes e saboreie!

1 copo de água, 2 xícaras de chá verde (3 bebidas emagrecedoras)

Almoço
90g (1 porção) de salada cremosa de atum com tomate seco (veja a receita na página 254) (1 ½ de proteína emagrecedora, ½ monoemagrecedor, 1 limpador/anti-inchaço)

1 pão árabe integral (1 carboidrato emagrecedor)

1 ½ xícara de cenoura, couve-flor e brócolis cozidos no vapor (3 limpadores/anti-inchaços)

1 copo de água, 1 xícara de chá verde (2 bebidas emagrecedoras)

Lanche da tarde
6 biscoitos de farelo de arroz (1 carboidrato emagrecedor)

1 queijo Polenguinho Light espalhado sobre os biscoitos (1 proteína emagrecedora)

1 xícara de chá verde (1 bebida emagrecedora)

Jantar
1 porção de salada de outono de Gold Coast com figos (veja a receita na página 255) (1 ¼ de limpador/anti-inchaço)

90g de peito de frango grelhado ou assado (1 ½ proteína emagrecedora)

¾ de xícara de arroz selvagem (1 ½ carboidrato emagrecedor)

1 ½ xícara de couve salteada (salteie em azeite de oliva e no caldo anti-inchaço magro das Gêmeas da Nutrição (veja a receita na página 266) (3 limpadores/anti-inchaços)

½ colher de chá de azeite de oliva para saltear (⅙ de monoemagrecedor)

1 xícara de chá verde, 1 copo de água (2 bebidas emagrecedoras)

Lanche pós-jantar (pelo menos uma hora antes de ir para a cama)

1 xícara de palitos de aipo e cenoura (1 limpador/anti-inchaço)

1 xícara de chá verde (1 bebida emagrecedora)

Total diário: 1.218 calorias, 171g de carboidratos, 74g de proteína, 29g de gordura, 6g de gordura saturada, 30g de fibra, 885mg de sódio, 4 ⅓ de carboidratos emagrecedores, 5 proteínas emagrecedoras, 1 monoemagrecedor, 10 ½ de limpadores/anti-inchaços, 9 bebidas emagrecedoras

---

Dia 10 do pontapé inicial para os homens

Coma no jantar mais 90g de frango e mais ½ xícara de arroz selvagem.

Total diário: 1.426 calorias, 188g de carboidratos, 112g de proteína, 31g de gordura, 6g de gordura saturada, 32g de fibra, 930 mg de sódio, 5 ⅓ de carboidratos emagrecedores, 6 ½ de proteínas emagrecedoras, 1 monoemagrecedor, 10 ½ de limpadores/anti-inchaços, 9 bebidas emagrecedoras

CAPÍTULO 4

Torne-se um especialista em sal: descubra e reduza o sal no mundo real

Todos os gostos são adquiridos. Nós desenvolvemos nossas preferências por sabores logo após o nascimento, e continuamos a desenvolvê-las dependendo dos alimentos a que somos expostos. Se você foi frequentemente exposto a refeições salgadas, há uma boa chance de ter adquirido um gosto por elas. A boa notícia é que as papilas gustativas, como todas as outras células do corpo, passam por uma "renovação de estoque", o que significa que morrem e são substituídas continuamente. Portanto, se você seguir uma dieta de baixo sódio durante várias semanas, suas novas papilas gustativas mudarão para melhor. Na verdade, normalmente são necessários 21 dias para as papilas gustativas se renovarem, por isso é bem provável que quando você terminar a fase inicial deseje menos alimentos salgados.

Controlando seus desejos

Então o que fazer no momento em que você desejar um lanche salgado? Experimente os substitutos do sal seguintes.

SUBSTITUTOS DO SAL INFALÍVEIS

- Um talo de aipo com 1 colher de chá de manteiga de amendoim natural sem sal (½ limpador/anti-inchaço, $1/3$ de monoemagrecedor)
- 30 pistaches sem sal ou outra castanha polvilhada com a mistura de saleiro n° 1 (veja a receita na página 70) (1 monoemagrecedor)

- 3 bolinhos de arroz integral polvilhados com canela, páprica, cardamomo, pimenta-caiena e coentro em pó (1 carboidrato emagrecedor)
- 3 xícaras de pipoca de micro-ondas sem sal temperada com pimenta-caiena em pó, chili em pó, coentro e cominho, ou polvilhada com chili em pó e páprica (1 carboidrato emagrecedor)
- 1 batata assada pequena (100g) com pimenta ou páprica (1 carboidrato emagrecedor)

Se você tende mais a desejar açúcar em vez de sal, eis uma boa notícia: para cada tipo de doce que você adora, há uma fruta que pode lhe proporcionar quase a mesma sensação na boca e que o deixará totalmente satisfeito. O melhor de tudo é que, como as frutas contêm muito menos açúcar, que produz picos de insulina, e têm alto teor de fibras, fazem você se sentir saciado por mais tempo! Então, quais são os seus desejos de doces?

Se você desejar:	Coma isto:
Chocolate	Tâmaras frescas ou figos passados no cacau em pó (4 tâmaras, 2 figos grandes ou 3 figos pequenos = 1 porção de limpador/anti-inchaço)
Doces como Skittles ou balas de frutas ácidas	Kiwi, abacaxi, manga (2 kiwis, ¼ de xícara de abacaxi picado ou ½ manga = 1 porção de limpador/anti-inchaço)
Doces azedos, como algumas marcas de chicletes	Toranja, cerejas desidratadas ou romã (1 toranja pequena, ½ romã ou ¼ de xícara de cerejas desidratadas sem açúcar = 1 porção de limpador/anti-inchaço)
Um doce macio e pegajoso, como marshmallow, balas de goma ou caramelo	Tâmaras frescas, damascos secos ou ameixas secas (4 tâmaras, 4 damascos secos ou 4 ameixas secas = 1 porção de limpador/anti-inchaço)
Açúcar puro, como algodão-doce	Frutas que contêm açúcar, como banana congelada bem madura ou uvas-passas (2 bananas pequenas ou ¼ de xícara de passas = 1 limpador/anti-inchaço)

Torne-se um especialista em sal no mundo real

Não importa onde você esteja — em casa, no supermercado ou jantando fora —, há coisas que pode fazer para evitar alimentos com alto teor de sódio. Tudo de que precisa é de um pouco de conhecimento. O sódio está presente naturalmente em alguns alimentos e é acrescentado a muitos outros. Castanhas, grãos, frutas e vegetais contêm naturalmente pouco sódio, mas com frequência você descobrirá que adquirem alto teor de sódio depois de processados. Misturas de arroz com sabores, carnes e castanhas temperadas, vegetais congelados com molhos e vegetais e frutas em lata são apenas alguns exemplos de alimentos com altas quantidades de sódio em seus rótulos de "informações nutricionais". Bicarbonato de sódio, molho de soja, sal de alho e molho inglês são apenas alguns poucos exemplos de fontes de sal adicionado a muitos de seus alimentos favoritos. Mas o fato de esses alimentos terem adição de sódio não significa que estão necessariamente fora de cogitação; significa, sim, que é importante não abusar deles.

Alguns produtos são famosos por seu alto teor de sódio, como salgadinhos, pretzels e castanhas salgadas. E a maioria das pessoas sabe do alto teor de sal nas sopas e refeições congeladas. Poucas pessoas percebem que a carne processada, o bacon e a salsicha também contêm muito sódio. Há muitos alimentos que enchem as prateleiras e os congeladores dos supermercados e são servidos em restaurantes e cadeias de fast-food que contêm tanto sal, se não mais, quanto os alimentos "salgados" que você já conhece. Vamos começar com o que você encontra no supermercado.

Passeio pelo supermercado

Percorra o corredor de pães e cereais e você encontrará centenas de opções. Você pega um pacote de pão 100% integral pensando que essa é uma escolha saudável, mas quando lê o rótulo vê que uma fatia contém 240mg de sódio. Isso pode não parecer muito ruim, mas coma duas fatias e terá ingerido um quarto de sua cota de 2.300mg de sal por dia — *antes* de rechear seu sanduíche com proteína, sem falar nos condimentos. De igual modo, o sódio em um bagel de 115g embalado — frequentemente 400mg (se não mais) — não é desprezível. Você provavelmente está se perguntando como alguém pode se ater a 2.300mg de sódio por dia, quanto mais ao limite de 1.500mg do pontapé inicial. Não entre em pânico; você aprenderá a identificar os vencedores nas prateleiras do supermercado.

Dez por cento do sódio que ingerimos ocorrem naturalmente nos alimentos, e o saleiro contribui para outros 15 a 25%. O problema está nos alimentos processados e nas refeições fora de casa, responsáveis por 65 a 75% de nossa ingestão de sódio. Sim, você leu direito — mais de dois terços do sal na dieta norte-americana típica provêm de alimentos processados comprados em supermercados ou de refeições feitas em restaurantes.

Agora vamos dar uma olhada nos cereais matinais. Alguns, como certas marcas de cereais com flocos de arroz ou uvas-passas, contêm aproximadamente 300mg de sódio por porção — novamente, sódio demais para uma única porção. Contudo, você tem sorte. Outros cereais, como os do tipo Musli ou os de grãos variados e a farinha de aveia instantânea comum contêm menos de 100mg de sódio por porção, apenas um terço da quantidade.

Quando você compra laticínios, estamos certas de que procura as versões desnatadas, mas já parou para pensar no teor de sódio desses alimentos? A maioria das pessoas não pensa nos alimentos como armadilhas cheias de sódio. Mas 30g de queijo fatiado costumam conter de 100 a até mais de 300mg de sódio — e quem para em apenas 30g? Está achando isso ruim? Meia xícara de queijo cottage, independentemente de seu teor de gordura, pode conter de 300 a 450mg de sódio.

Também é preciso cautela na compra de alimentos enlatados. Uma xícara de sopa enlatada ou meio cubo de caldo de carne com legumes pode conter até 1.000mg de sódio, e um pacote de mistura para sopa desidratada pode conter mais de 3.000mg — mais sódio do que você deveria ingerir em um dia inteiro! Dê uma olhada nos vegetais enlatados e verá por que é altamente recomendável procurar os congelados ou frescos. Meia xícara de espinafre enlatado contém 360mg de sódio, enquanto a mesma quantidade de espinafre congelado contém 173mg — menos da metade. Você pode encontrar uma diferença ainda maior em outros vegetais, como o aspargo. Cinco talos de aspargo enlatado contêm 430mg de sódio, *versus* as 7,5mg na variedade congelada, e a *ausência* de sódio nos talos frescos. Isso representa uma grande economia de sódio!

Mas antes de você começar a achar que tudo no corredor de congelados é melhor do que no corredor de enlatados, dê uma olhada em alguns dos culpados pelo excesso de sódio atrás das portas dos congeladores. Está procurando por um sanduíche para preparar no micro--ondas e levar com você? Pense duas vezes antes de escolher um daqueles saquinhos carregados de sódio. Eles contêm de 350 a 700mg de sódio, para não mencionar os mais de 16g de gordura, pelo menos 5 dos quais são de gordura saturada. Deseja comida chinesa? As variedades de bolinhos e rolinhos primavera podem ser ruins para você, mas as opções congeladas não são muito melhores. Seis bolinhos de carne contêm mais de 600mg de sódio — e isso sem o molho! Se você não tem tempo para preparar o jantar ou almoço, pode pensar que é uma boa escolha usar um prato congelado em vez de ir para o restaurante mais próximo. Infelizmente, a maioria daqueles pacotes de baixa gordura contém mais sódio do que você esperaria de algo aparentemente "saudável". Quer economizar dinheiro e estocar seu congelador, mas deixar de fora o sódio e a gordura? Consuma frutas e vegetais congelados — eles lhe fornecerão as vitaminas e os minerais de que realmente precisa.

Ao comprar condimentos, tenha em mente que você pode ter a salada mais saudável em sua tigela, mas ao acrescentar os ingredientes pode pôr tudo a perder rapidamente. Duas colheres de sopa de um molho italiano comum contêm 120 calorias, 13g de gordura e 400mg de sódio. Você acha a versão "light" melhor? Infelizmente, quando se trata de sódio, ela não faz muita diferença. Duas colheres de sopa da versão light contêm 60 calorias, 6g de gordura e de 360 a 500mg de sódio. Você pode obter metade das calorias e da gordura, mas não metade do sódio. Molhos como teriyaki, shoyu, barbecue e o de tomate o deixarão mais inchado do que imagina, se você não se tornar um especialista em rótulos.

Torne-se um especialista em rótulos

A primeira coisa que você pode fazer para evitar o consumo excessivo de sódio é ler rótulos. O rótulo de informações nutricionais nas embalagens dos alimentos lhe diz a quantidade de sódio existente em uma porção. Você deve ter algumas coisas em mente ao olhar para esse número de sódio. Em primeiro lugar, se o tamanho da porção não for o que normalmente comeria, aumente (ou diminua) a quantidade de sódio de acordo com o número de porções que pretende comer. Por exemplo, se o tamanho da porção relacionado em um pacote de pão for "uma fatia" e o rótulo mostrar 240mg de sódio, o teor de sódio de duas fatias é 480mg (240mg por fatia x 2 fatias).

Em segundo lugar, a quantidade de sódio em um alimento pode não significar muito se você não souber qual é a quantidade apropriada para esse alimento, mas se comparar alimentos semelhantes conseguirá tomar uma decisão consciente. Vamos voltar para o exemplo do pão. Se você olhar para dois pacotes de pão, lado a lado, e um deles contiver 240mg de sódio por fatia e o outro 140mg, saberá qual é a melhor escolha quanto ao teor de sódio. Mas não se esqueça de examinar outros fatores importantes no rótulo do alimento antes de fazer sua compra: calorias, gorduras totais, gordura saturada, fibra, açúcar e a lista de ingredientes.

INFORMAÇÕES NUTRICIONAIS	
Tamanho da porção: 1 xícara (228g)	
Porções por embalagem: **2**	
Quantidade por porção	
Calorias 250	Calorias de gordura 110
	% Valor diário*
Gorduras totais 12g	18%
Gordura saturada 3g	15%
Gordura trans 1,5g	
Colesterol 30mg	10%
Sódio 470mg	20%
Carboidratos totais 31g	10%
Fibra alimentar 0g	0%
Açúcares 5g	
Proteína 5g	
Vitamina A	4%
Vitamina C	2%
Cálcio	20%
Ferro	4%

*As porcentagens de valores diários se baseiam em uma dieta de 2.000 calorias. Seus valores diários podem ser maiores ou menores dependendo de suas necessidades calóricas.

	Calorias	2.000	2.500
Gorduras totais	Menos de	65g	80g
Gordura saturada	Menos de	20g	25g
Colesterol	Menos de	300mg	300mg
Sódio	Menos de	2.400mg	2.400mg
Carboidratos totais		300g	375g
Fibra alimentar		25g	30g

Quando se trata de ingredientes, há alguns itens com "alerta vermelho" com os quais você deve tomar cuidado:

- Bicarbonato de sódio
- Fermento em pó
- Fosfato dissódico
- Glutamato monossódico (GMS)
- Alginato de sódio
- Nitrato ou nitrito de sódio

Depois de verificar o tamanho da porção no rótulo, veja se há na embalagem uma afirmação positiva sobre a saúde. Hoje em dia muitos alimentos afirmam serem "livres de gorduras trans" ou "ricos em fibras". Algumas das afirmações são regulamentadas pelos órgãos competentes, o que significa que eles têm definições específicas que você deveria conhecer antes de comprar um produto que afirma algo que apenas parece bom. Os fabricantes de alimentos fazem outras afirmações, que não estão sujeitas a nenhuma regulamentação. Por isso, é muito importante ler todas as informações fornecidas (o rótulo de informações nutricionais e os ingredientes). Algumas afirmações específicas sobre o sódio são relacionadas na tabela a seguir, junto com suas definições. Somos grandes fãs das primeiras quatro da lista, e você também passará a ser! Essa é sua pista imediata de que um alimento cumpre pelo menos um dos critérios importantes para o emagrecimento.

Afirmação	O que isso significa
Livre de sódio, livre de sal	Menos de 5mg de sódio por porção
Muito baixo sódio	35mg de sódio ou menos por porção
Baixo sódio	140mg de sódio ou menos por porção
Sem sal, sem adição de sal ou nenhum sal adicionado	Nenhum sal é adicionado durante o processamento, embora o alimento geralmente seja processado com sal
Leve em sódio/levemente salgado	Pelo menos 50% a menos de sódio por porção do que a quantidade média de referência para o mesmo alimento sem redução de sódio
Sódio reduzido ou menos sódio	Pelo menos 25% a menos de sódio por porção do que a quantidade média de referência para o mesmo alimento sem redução de sódio

Procure essas afirmações nos alimentos que comprar e poderá ter certeza de que contêm menos sódio do que outros. Mas repare na afirmação "sódio reduzido ou menos sódio" no rótulo. Não se engane. Isso não é muito melhor do que o produto original. Por exemplo, uma fatia de peru pode conter 400mg de sódio. Seu equivalente de sódio reduzido ainda conteria 300mg — muito mais do que a quantidade que você encontraria em um alimento de baixo sódio.

Outras palavras com as quais você deve tomar cuidado ao examinar os alimentos que está prestes a comprar incluem "conservado em salmoura", "curado", "marinado", "picles" e "defumado". Todos esses termos indicam que o alimento é salgado. Uma rápida olhada no rótulo de informações nutricionais confirmará que esses são causadores de inchaço com sinal vermelho.

O modo perfeito de reduzir sua ingestão de sal quando você está no supermercado é comprar mais frutas e vegetais frescos e congelados. As frutas e os vegetais frescos e congelados contêm menos sódio do que as variedades em lata, e ótimos minerais, como potássio e magnésio, que ajudam a compensar o sódio que você ingere. Se tiver de comprar alguma coisa na seção de enlatados, procure variedades de baixo sódio ou sem sal. Quando estiver no supermercado, tenha em mente estas outras dicas:

- **Compre menos alimentos prontos** — quanto menos processamento, menos sódio.
- **Seja exigente em relação aos seus queijos** — procure, primeiro, as variedades de baixa gordura e, depois, as de baixo teor de sódio, queijos mais novos (sem muita cura) como muçarela, e sem adição de sabores.
- **Escolha cuidadosamente seus frios** — alguns podem conter 800mg de sódio ou mais em apenas algumas fatias. Procure os de baixo sódio, com menos de 350mg de sódio por 60g. Ou, então, procure frios com menos de 480mg de sódio por 60g.
- **Compre ingredientes para sopa, não sopa** — a menos que você possa encontrar uma variedade de baixo sódio, já que a pronta contém muito mais sódio do que você poria em sua pró-

pria receita. Compre os vegetais e caldo de baixo sódio e acrescente você mesmo os temperos.

Se você achar que está tendo dificuldade em identificar alimentos de baixo sódio, veja a percentagem de valor diário (VD) no rótulo de informações nutricionais. Os valores diários (VDs) são um conjunto de valores de referência baseados nas Recommended Dietary Allowances (RDA)[2] desenvolvidas pelo FDA especificamente para os rótulos de alimentos. São uma espécie de recomendação para todas as pessoas, que visam ajudá-lo a planejar uma dieta saudável. Escolha alimentos com 5% ou menos do VD de sódio por porção.

Eis mais alguns substitutos de sódio úteis:

Em vez de:	Escolha:
Carne bovina, peixe e ave defumada, curada, salgada e enlatada	Carne bovina, peixe e ave fresca ou congelada
Manteiga de amendoim comum ou manteiga de amendoim natural com sal	Manteiga de amendoim de baixo sódio ou manteiga de amendoim natural sem sal
Biscoitos do tipo cracker salgados	Biscoitos do tipo cracker sem sal
Sopas, caldos e caldos de carne e vegetais comuns enlatados e desidratados	Sopas, caldos e caldos de carne e vegetais enlatados de baixo sódio
Vegetais enlatados comuns	Vegetais frescos e congelados
Lanches salgados	Batatas fritas, pretzels, pipoca etc. sem sal ou com pouco sal
Manteiga com sal	Manteiga sem sal ou batida; melhor ainda: creme vegetal ou margarina light
Molhos para salada com alto teor de sal	Azeite e vinagre com limão e/ou ervas; molhos para salada naturais; 1 colher de chá de queijo parmesão ralado; vinagres especiais; limão e pimenta

---

[2] Porções diárias recomendadas. [*N. da T.*]

Evite fast-food

Se você acha que a quantidade de sódio nos alimentos embalados nos supermercados é assustadora, saiba que a que está presente nos seus fast-foods e restaurantes favoritos é ainda maior. A seguir relacionamos pratos principais encontrados em cadeias de restaurantes e lanchonetes populares que vendem fast-food e quentinhas. Alguns podem parecer saudáveis, outros, nem tanto, mas observe atentamente as informações nutricionais e verá por que deve pensar melhor da próxima vez em que procurar refeições rápidas.

SABOTADORES DE SÓDIO DE FAST-FOOD

Burrito de frango grelhado mexicano ao chipotle	1.179 calorias; 47g de gordura; 2.656mg de sódio
Sanduíche italiano clássico do tipo da Subway (grande)	1.528 calorias; 92g de gordura; 4.604mg de sódio
Pizza de massa grossa da Domino's (individual)	2.310 calorias; 162g de gordura; 4.170mg de sódio
Lula frita	1.210 calorias; 78g de gordura; 4.170mg de sódio
Espaguete e almôndegas com molho de carne	2.430 calorias; 128g de gordura; 5.290mg de sódio
Porção de nachos com frango grelhado e acompanhamentos (aperitivo)	1.890 calorias; 113g de gordura; 3.790mg de sódio
Egg Cheese Bacon do McDonald's	520 calorias; 30g de gordura; 1.520mg de sódio
Sanduíche de frios da Subway (15cm)	400 calorias; 17g de gordura; 1.530mg de sódio

---

Muitos desses itens são facas de dois gumes — têm alto teor de sódio e gordura. Grande parte dessas refeições contém mais calorias do que você deve consumir um dia inteiro! Ingira esses alimentos e não só sua cintura irá alargar devido à gordura e ao inchaço como sua pressão arterial e seu colesterol vão alcançar níveis que você não deseja ver. Até mesmo itens de fast-food, como um sanduíche natural de frango de 490 calorias e 8g de gordura, ou um peito de frango grelhado com molho light de 340 calorias e 11g de gordura, ainda contêm, respectivamente, 2.720 e 1.270mg de sódio — o que, afinal de contas, não é pouco, quando você tem em mente que deve ingerir não mais de 2.300mg de sódio por dia (e apenas 1.500 durante o pontapé inicial). Então, o que fazer para compensar parte do dano causado quando você ingerir essas monstruosas quantidades de sódio em um momento de fraqueza? Nós temos as respostas!

PALIATIVOS PARA UMA RESSACA DE SAL

Um dia depois de comer a quentinha do restaurante chinês você sobe na balança e descobre que engordou 1,5kg. Sente-se inchado, seus dedos estão gordos e você tem bolsas debaixo dos olhos — o que chamamos de uma "ressaca de sal". Da próxima vez, experimente um dos remédios a seguir.

REMÉDIOS DE EMERGÊNCIA PARA UMA RESSACA DE SAL

- Beba pelo menos 2 copos de água — um com o suco de ½ limão espremido na hora e o outro com o suco de ¼ de laranja espremida na hora. A água eliminará o excesso de sódio junto com o líquido que o sódio está retendo. Os sucos de limão e laranja fornecem a boa dose de potássio, que elimina o sal ainda mais rapidamente. (Conte como 2 bebidas emagrecedoras.)

- Beba 2 xícaras de chá verde e coma 4 ameixas secas sem açúcar. (Conte como 2 bebidas emagrecedoras e 1 limpador/anti-inchaço [fruta].)

- Faça o suco detox de sal das Gêmeas da Nutrição. Misture bem os seguintes ingredientes, idealmente em espremedor de suco elétrico: 3 raminhos de salsa (a salsa é um diurético natural); 6 cenouras bem descascadas e com as extremidades removidas, ½ beterraba (opcional); 1 maçã vermelha ou amarela, sem o miolo e as sementes. Rende 2 porções. (Conte como 3 limpadores/anti--inchaços [½ fruta])

- Beba 2 copos de nosso suco detox de sal ou 2 xícaras de chá verde e coma 1 xícara de espinafre cozido no vapor borrifado com o suco de um limão. O espinafre contém potássio, que elimina o excesso de sal, junto com o limão. A fibra no espinafre facilita a passagem dos alimentos pelo cólon e desincha a barriga. (Conte como 2 bebidas emagrecedoras e 2 limpadores/anti-inchaços.)

- Experimente o tratamento de chá e melão das Gêmeas da Nutri-ção. Beba 2 xícaras de chá (hortelã-pimenta, gengibre, camomila e/ou erva-doce) [todos esses melhoram a digestão]; coma 1 xíca-ra de melão cantaloupe, melão amarelo ou melancia em cubos. (Conte como 2 bebidas emagrecedoras, 1 limpador/anti-inchaço [fruta].)

- Beba 2 xícaras de chá com limão e coma 4 ameixas secas e 30 pistaches sem sal. Pistache é o fruto da magreza. É um dos fru-tos oleaginosos com menor teor de gordura e maior quantidade de proteína e fibra, o que significa que é uma das poucas fontes de proteína que contêm fibra e evita a prisão de ventre ao mesmo tempo que sacia. (Conte como 1 monoemagrecedor, 1 limpador/anti-inchaço e 2 bebidas emagrecedoras.)

Cozinhando em casa

Ao comer em casa, a primeira coisa a fazer é tirar o saleiro da equação. Se for preparar uma refeição do zero, com alimentos não processados e saudáveis, não faz mal usar de vez em quando um pouco de sal kosher no cozimento, só não exagere e lembre-se de provar o alimento enquanto o prepara. Note que algumas de nossas receitas usadas nos cardápios de pontapé inicial contêm sal; contudo, ele é fracionado em toda a receita e o sódio permanece baixo. Quando você usa temperos deliciosos geralmente descobre que não precisa acrescentar nenhum sal. Se tiver de usá-lo, limite-o a ⅛ de colher de chá (idealmente de sal kosher ou marinho) por porção, porque equivale a 300mg de sal de mesa (e menos de sal kosher ou marinho). Isso significa que um prato que consiste em um alimento não processado e ⅛ de colher de chá de sal fica facilmente abaixo de 600mg de sódio por refeição, o que ajuda a garantir que você irá ingerir menos de 2.300mg de sódio por dia. Só tenha em mente que sempre que acrescenta sal ao prato que prepara, é difícil identificar se está bem temperado até os sabores se misturarem por tempo suficiente. Embora você sempre possa acrescentar sal, não pode retirá-lo. Por isso, acrescente sal no fim do cozimento — você provavelmente o sentirá quando o alimento tocar pela primeira vez em sua língua, e esse sabor salgado persistirá no resto de suas mordidas. Assim, você evita um consumo extra de sódio e obtém o sabor salgado que adora.

INTRODUÇÃO AO SAL

Sal de mesa: é o tipo mais comum de sal, que está no saleiro em um restaurante e você tende a usar para dar sabor aos alimentos. Geralmente provém do sal grosso, e é retirado de depósitos minerais de sal subterrâneos. Depois é totalmente refinado em puro cloreto de sódio, sem os remanescentes de nenhum outro mineral.

Sal marinho: outro tipo comum de sal, produzido pela evaporação da água salgada — não é o meio de produção mais barato, daí o preço alto na etiqueta. Tende a conter pequenas quantidades de outros minerais além de sódio e cloreto, como cálcio e magnésio, motivo pelo qual tem um sabor um pouco diferente do sal de mesa, e pode variar em cor. Embora possa ser totalmente refinado como o sal de mesa, em geral não o é, por isso tem cristais maiores.

Muitas empresas se gabam de que seus produtos com sal marinho contêm menos sódio do que outros feitos com sais refinados. O sal marinho realmente contém menos sódio do que o sal de mesa? Sim e não. O sal marinho tem cristais maiores, de modo que, colher de chá por colher de chá, contém menos sódio. Pense nisso como seixos *versus* areia. Um balde de seixos pesa menos do que um de areia, porque há mais espaço e ar entre os seixos do que entre os grãos de areia. De igual modo, uma colher de chá de sal marinho pesa menos do que uma colher de chá de sal de mesa, porque os cristais são maiores e há mais ar entre eles. Portanto, enquanto uma colher de chá de sal marinho contém cerca de 1.900mg de sódio, uma colher de chá de sal de mesa contém cerca de 2.400mg. Contudo, um *peso* igual de sal marinho e de mesa contém quantidades iguais de sódio. Dito isso, o sal marinho, frequentemente, é uma escolha melhor; muitas pessoas que o consomem geralmente ingerem menos sódio porque usam menos dele, e o usam de um modo diferente. Como o sal marinho perde seu sabor no processo de cozimento, geralmente é acrescentado ao alimento no fim desse processo. Assim, o sabor é mais imediato para as papilas gustativas e satisfaz um pouco mais do que o sal de mesa, que se dissolve rapidamente no alimento.

Sal kosher: pode provir de minas ou água do mar, mas o que o torna diferente do sal de mesa e do marinho é que ele é "raspado" durante a evaporação. O processo de raspagem é o que lhe dá seus cristais grossos. Embora o sal kosher se destine ao preparo de carnes kosher, muitos chefs e pessoas que cozinham em casa o preferem devido à sua facilidade de uso. Os cristais grossos o tornam mais fácil de medir por meio do tato e de salpicar em panelas e frigideiras. E devido à sua superfície maior, ele gruda mais nos alimentos do que outras variedades de sal. Por isso, você pode usá-lo para formar uma crosta de sal na carne bovina ou no peixe (a crosta sai imediatamente quando a carne está pronta, o que é um ótimo modo de assar essas proteínas sem acrescentar muita gordura e sal ao alimento), e para preservar e conservar alimentos. Como o sal marinho, colher de chá por colher de chá, o kosher contém menos sódio do que o sal de mesa — mais uma vez, devido a seus cristais maiores.

Muitas receitas dizem "sal a gosto", o que significa que realmente está em suas mãos escolher quanto sal deseja adicionar. Para as receitas que pedem uma quantidade específica, lembre-se de que você pode reduzi-la ou retirar totalmente o sal da receita sem comprometer seu sabor. Para acrescentar sabor sem adicionar sal, por que não experimentar ervas frescas e temperos? Eles darão às suas papilas gustativas algo novo para provar. Cebola e alho (e seus pós), tomilho, alecrim, manjericão, cominho e canela são apenas alguns. Acrescente sabor usando limão fresco ou suco de limão, vinagre e vinho. Não importa o que usar em vez de sal, lembre-se de experimentar e se divertir com isso.

Usando temperos emagrecedores

Sabores picantes e temperos com "ardor" são os melhores substitutos do sal. Eis alguns exemplos:

Alho em pó
Cebola em pó
Coentro
Cominho

Curry em pó

Gengibre

Manjericão

Pimenta-do-reino

Sementes de endro

Use a forma "em pó" de alho e cebola, *não* a forma com "sal".

Suprima o sal ao cozinhar massas e tempere o molho com manjericão, orégano, salsa e pimenta, ou use uma mistura de tempero italiano. Como regra geral, acrescente ervas *frescas* perto do fim do cozimento ou logo antes de servir. O aquecimento prolongado pode causar perda de sabor e aroma. As ervas mais delicadas podem ser acrescentadas um ou dois minutos antes do fim do cozimento ou salpicadas nos alimentos antes de servi-los. Exemplos de ervas delicadas incluem manjericão, cebolinha, coentro e folhas de endro. Ervas frescas menos delicadas podem ser acrescentadas nos últimos vinte minutos de cozimento. Alguns exemplos são: sementes de endro, alecrim, estragão e tomilho. Ervas e temperos secos *inteiros* (como pimenta-da-jamaica e folhas de louro) demoram mais para liberar seus sabores do que seus correspondentes esmigalhados ou moídos. São ideais para pratos que demoram uma hora ou mais para cozinhar, como sopas e ensopados.

Alimento	Tempere com:
Vegetais	
Aspargo	Pimenta-do-reino, alho em pó, limão, noz-moscada, vinagre
Brócolis	Manjericão, pimenta-do-reino, alho em pó, limão, cebola, orégano
Couve-de-bruxelas	Castanha, limão, manjerona, noz-moscada, orégano, sálvia
Repolho	Cominho, aipo ou sementes de papoula, mostarda seca, pimentão verde, cebola, orégano, pimenta-cereja, vinagre

Alimento	Tempere com:
Cenoura	Pimenta-do-reino, cebolinha, canela, cravo-da-índia, endro, alho em pó, gengibre, limão, manjerona, hortelã, noz-moscada, alecrim, sálvia, tomilho
Couve-flor	Manjericão, cebolinha, limão, noz-moscada, páprica, salsa, alecrim
Couve, mostarda ou folhas de nabo	Alho em pó, limão, cebola, orégano, salsa, vinagre
Milho	Cominho, curry em pó, cebola em pó, páprica, salsa
Pepino	Manjericão, endro, limão, orégano, vinagre
Berinjela	Manjericão, cebolinha, alho em pó, limão, cebola, orégano, salsa, estragão
Vagem	Manjericão, aipo, curry em pó, endro, alho em pó, limão, caldo de carne ou de legumes de baixo teor de sódio em tabletes, manjerona, noz-moscada, cebola, orégano, pimenta-cereja, estragão, tomilho
Verduras em geral	Pimenta-do-reino, cebola
Quiabo	Folha de louro, pimenta-do-reino, limão, tomilho
Cebola	Alho em pó, pimentão verde e vermelho, noz-moscada
Batata	Endro, alho em pó, cebola em pó, páprica, salsa, sálvia
Abóbora-moranga	Endro, alho em pó, cebola em pó, páprica, salsa, sálvia
Tomate	Manjericão, folha de louro, pimenta-do-reino, aipo, curry, endro, alho em pó, manjerona, cebola em pó, orégano, salsa, sálvia, segurelha, tomilho
Abóbora-menina	Canela, gengibre, noz-moscada, cebola em pó
Carnes, aves e peixes	
Carne bovina	Folha de louro, pimenta-do-reino, manjerona, noz-moscada, cebola em pó, sálvia, tomilho
Carne de porco	Pimenta-do-reino, alho em pó, cebola em pó, orégano, sálvia
Aves	Gengibre, manjerona, orégano, páprica, tempero para aves, alecrim, sálvia, estragão, tomilho
Peixe	Pimenta-do-reino, curry em pó, endro, mostarda seca, manjerona, páprica

Comendo fora

Ao tentar se tornar um especialista em sal, as coisas ficam um pouco mais difíceis quando você come fora. Primeiro, observe a cesta de pães. Sabemos que pão francês ou pão de massa azeda realmente podem ser tentadores, mas a quantidade de sódio (para não mencionar as calorias) pode causar danos ao seu corpo. Se não puder viver sem a cesta de pães, coma uma fatia, preferencialmente integral, e rejeite o resto. O pão acrescenta centenas de calorias ao seu dia, especialmente quando mergulhado em óleo ou manteiga.

DICA DAS GÊMEAS

Antes de sair para comer, tome uma xícara de chá quente e coma alguns vegetais. Essa "pré-refeição" é praticamente livre de calorias e evita que se sinta faminto no restaurante; permite que você rejeite o pão e tome uma decisão racional e saudável sobre o que vai pedir.

Próximo passo: pedir sua refeição. Não tenha vergonha de perguntar ao garçom como os pratos são preparados. Peça o prato principal grelhado, assado, guisado ou cozido no vapor. Você também pode pedir que não adicionem sal ao prato (ou que adicionem uma quantidade mínima de sal, pelo menos até suas papilas gustativas se adaptarem).

Evite pedir alimentos defumados, fritos, empanados, em conserva, curados, recheados, marinados, gratinados ou "a la king", "Alfredo" ou "parmegiana" — todos eles são causadores de flacidez (veja o Capítulo 8). Além disso, tome cuidado com molhos que contêm shoyu, molho teriyaki ou caldo — todos causadores de inchaço.

Ao jantar em restaurantes chineses em que o molho de soja é o padrão, peça o de gordura reduzida e use-o moderadamente — você evitará pelo menos 350mg de sódio. Saiba que apenas uma colher de chá da opção de sódio reduzido ainda irá lhe custar quase 200mg de sódio.

Assim como recomendamos que você faça em casa, não use o saleiro; em vez dele, use pimenta. Peça que condimentos como mostarda, ketchup, picles, chucrute, azeitona e molhos cheios de sal sejam servidos à parte, para que você possa controlar o quanto come — e coma apenas um pouquinho! Se pedir uma salada, peça que o azeite, o vinagre ou o vinagrete (melhor ainda, apenas o vinagre balsâmico e o limão) sejam servidos separadamente, no lugar de molhos cremosos. Está com vontade de tomar sopa? Novamente, pergunte sobre a preparação. Muitas sopas à base de caldo e tomate têm um teor muito alto de sódio, e sopas cremosas geralmente têm alto teor de gordura. Quando se tratar de acompanhamentos, opte por vegetais frescos — coma-os cozidos no vapor para preservar sua cintura e certifique-se de que nenhum sal extra (ou manteiga/óleo) será adicionado. Como sobremesa, ingira apenas frutas frescas ou sorbets — você economizará calorias, gordura e sódio.

Agora que aprendeu a ser um especialista em sal, nada irá detê-lo. Você sabe lidar com quase todas as situações — esteja cozinhando, em um restaurante, indo para uma festa ou sobrecarregado de sal. O Capítulo 5 lhe dará as ferramentas para montar as últimas peças do quebra-cabeça do emagrecimento — orientação sobre tamanhos de porções, como ser mais responsável e dicas sobre alimentação e abuso de comida. Isso tornará sua jornada para a redução de sal e gordura muito mais fácil.

CAPÍTULO 5

Ferramentas para você manter o rumo: a regra da mão e o diário alimentar

Nós vivemos em uma sociedade de grandes dimensões em que tudo, de bebidas a lanches e pãezinhos, é enorme. De fato, as porções dos restaurantes são tão grandes que distorcem nossa percepção; frequentemente, é difícil dizer o que é um tamanho normal. Evite a "distorção das porções" medindo ½ xícara e 1 xícara de massa cozida ou arroz e colocando cada porção em um prato, para poder visualizar exatamente como elas são . Isso não significa que você só pode comer ½ ou 1 xícara desses alimentos em cada refeição, mas lhe dará uma ideia realista da aparência dessas porções e o lembrará do quão rapidamente elas podem se acumular. Repetir esse exercício com frequência o lembrará do que é realmente "normal" e o ajudará a manter o tamanho das refeições sob controle.

A maioria das pessoas diria que tem uma vida agitada. Como quase todos os norte-americanos comem fora pelo menos uma vez por dia, nem sempre é possível usar utensílios para medir porções. Além disso, em geral, os pratos dos restaurantes não são do mesmo tamanho dos de casa, o que pode exacerbar a distorção das porções. Mas você ainda pode comer as porções certas e emagrecer usando nossa regra da mão.

A REGRA DA MÃO

Embora isso possa parecer surpreendente, sua mão tem um papel crucial no emagrecimento e na construção do corpo de seus sonhos. Ela vai com você a todos os lugares, e o ajudará a calcular os tamanhos das porções.

Use estes equivalentes para calcular as quantidades de alimentos sem precisar de uma xícara para medir:

Alimento que cabe na sua mão em concha = ½ xícara
Um punho feminino = 1 xícara
1 punho masculino = 1 ½ xícara
3 dedos = 60g de carne magra

Embora seja importante prestar atenção aos tamanhos das porções, também é preciso prestar atenção ao volume dos alimentos que você está ingerindo, motivo pelo qual um diário alimentar é uma ótima ferramenta em sua jornada para o emagrecimento.

O diário alimentar

Tão simples quanto parece, um dos melhores modos de garantir seu sucesso em qualquer plano alimentar é fazer um diário, também conhecido como diário alimentar. Não perder de vista o que você come o torna responsável pelos seus atos. Alguns de nossos clientes nos dizem que, quando anotam o que comem, comem menos, ainda que seja porque não estão com vontade de anotar cada bocado que entra em suas bocas (os únicos momentos em que a preguiça traz consequências positivas). Nossos clientes também dizem que isso os torna conscientes do que estão de fato comendo. Quando você vir pela primeira vez a lista de alimentos que ingeriu em um dia, poderá ficar chocado.

Consciência, aceitação, responsabilidade

Anotando o que come, você verá qual é o seu comportamento, comparado com suas intenções. Por exemplo, é fácil comer vários biscoitos e "se esquecer", ou fingir que isso nunca aconteceu. Contudo, o diário o encoraja a ser honesto consigo mesmo. Escrever um diário o força a aceitar a verdade de que, sim, você *realmente* comeu aqueles biscoitos. Quando não anotamos o que comemos, é fácil *não* nos responsabilizarmos, não fazermos o que dizemos que *realmente queremos* fazer. Em vez disso, abandonamos nossas boas intenções e saímos pela tangente, encontrando desculpas que parecem legítimas, motivos, explicações ou racionalizações para não cumprir nosso compromisso com nós mesmos. É claro que dizemos que queremos comer bem, perder peso, proteger nossa saúde, honrar nosso corpo e salvar o planeta. Então, a vida intervém: somos distraídos por estresse, tentações, fadiga e conveniência: "Seria tão mais fácil pôr uma pizza no micro-ondas e jantar agora!" Encontramos modos de ter o que queremos quando queremos, e, depois, modos de explicar e justificar nossas escolhas. Isso acontece tanto no nível consciente quanto no inconsciente, e pode ser difícil nos darmos conta do que estamos fazendo. E se não o anotarmos, bem, em nossa mente talvez simplesmente não tenha acontecido...

Estas frases lhe soam familiares?

"Esta é a primeira coisa que como o dia inteiro."

"Tenho sido tão 'bom' ultimamente; mereço isto."

"Não, não comi aquele último brownie. Não, não fui eu."

"Não entendo porque não consigo emagrecer/engordei/estou tão inchado."

"O aparelho elíptico disse que queimei 750 calorias hoje; posso repetir o prato."

"Tive um dia horrível — mereci aquele cheeseburguer com bacon!"

"Estava sem tempo nenhum, por isso passei em uma lanchonete drive-thru."

"Sirva-se à vontade — azeite de oliva faz bem!"

"É orgânico/de baixa gordura/baixo sódio/livre de açúcar/integral."

"Mas é o meu aniversário/feriado/uma comemoração! Tenho de comer um pouco de bolo/torta!"

Podemos nos enganar pensando que realmente seguimos nossos objetivos saudáveis, mas não podemos enganar a balança ou nossas roupas justas.

Esta é a sua oportunidade de parar antes de se sabotar. Como? Reconhecendo e anotando tudo. Simples assim. Nossos clientes mantêm um diário alimentar de tudo — sim, *tudo* que comem, todos os dias. Sim, todos os dias. E eles fazem isso até não precisarem fazê-lo para manter o rumo. Se sentem que estão se desviando dele, voltam a fazer seus diários alimentares, para permanecerem em forma. Anotar tudo inclui os dois açúcares e o leite em seu café, três vezes por dia; a manteiga de amendoim que come direto do pote enquanto prepara o lanche de seus filhos; o saco de M&M's que o ajuda a enfrentar seu costumeiro desânimo às 16 horas; o bocado após bocado de massa que prova enquanto prepara o jantar, além da massa que põe em seu prato; os punhados de amendoim que mastiga tomando margaritas; e, é claro, as margaritas (que contêm açúcar, sal e álcool, e podem ter mais de 1.000 calorias!). Não estamos falando apenas de emagrecedores; estamos falando de *tudo*.

> Um estudo de 2008 feito pela ONG Kaiser Permanente descobriu que as pessoas que anotam o que comem emagrecem duas vezes mais do que as que não anotam. Esse é outro motivo para pegar a caneta.

O diário alimentar o ajudará a se conscientizar de hábitos que o afastam de seus objetivos de perda de peso.

É claro que comemos quando estamos com fome, mas, frequentemente, também comemos quando estamos entediados, aborrecidos, quando algo nos instiga e produz um desejo, quando é "hora de comer", quando achamos que merecemos uma recompensa ou precisamos de uma fuga. Manter um diário alimentar lhe permite identificar o que, quando, onde e por que você come, e o faz reassumir o controle. Ao registrar suas escolhas alimentares, você pode ficar chocado com:

- A quantidade de alimentos que ingere por dia.
- As más escolhas alimentares que faz, habitual e/ou espontaneamente, repetidas vezes.
- As pessoas e os eventos que produzem desejos e/ou crises de compulsão alimentar.
- O quão facilmente você é influenciado por pessoas, atividades, disponibilidade e outros fatores.

Os padrões alimentares revelados em seu diário também podem surpreendê-lo. Por exemplo:

- Você procura, automaticamente, pacotes de salgadinhos sempre que se sente estressado ou zangado.
- A comida chinesa que ingere três vezes por semana lhe dá azia e o mantém acordado à noite.
- Você se sente preguiçoso, inchado e deprimido após comer pizza de pepperoni, seu pecado favorito.
- Todas aquelas meias xícaras de café representam mais de seis xícaras por dia.
- Muitas vezes, um coquetel se transforma em três e, às vezes, quatro.

Com maior *consciência* de suas escolhas alimentares e *aceitação* do grande impacto que elas têm em seu corpo e sua mente, seu coração e sua alma, você aproveitará a oportunidade de assumir o controle de seus atos. Em vez de seguir antigos padrões ou ser vítima de eventos, pessoas e circunstâncias, desmascare-se diante do caderno e torne-se *responsável*. Assuma o controle de sua dieta; torne-se magro, desinchado e feliz.

O quê, quando, onde, quanto, por quê

Para ajudá-lo a registrar seus esforços criamos um diário alimentar conveniente que torna esse processo quase natural (veja a página 277). Você pode fazer cópias desse diário a fim de ter um para cada dia da semana.

Você registrará emagrecedores, causadores de inchaço, limpadores e tudo mais que ingerir — e verá como sabota seu objetivo. Também verá a quantidade de água e chá que bebe todos os dias, a que horas come, o quanto sente fome antes e depois de comer e seu estado de ânimo. Escrever seu diário alimentar o levará a momentos muito importantes de conscientização. Por exemplo, você pode perceber que come demais sempre que está zangado ou que resiste a beber água suficiente durante o dia. Esses momentos de conscientização são a motivação de que precisa para perder peso.

DESCOBRINDO SEUS QUESTIONÁVEIS CAUSADORES DE INCHAÇO

Certos alimentos e bebidas causam distensão estomacal em algumas pessoas, embora não aumentem a gordura corporal ou contenham altas quantidades de sódio. Nós os chamamos de "questionáveis causadores de inchaço".

Questionáveis causadores de inchaço

Bebidas gasosas, como água com gás e refrigerantes diet (Nota: você não deve beber refrigerantes diet à vontade, mesmo que não o deixem inchado. O ideal é limitá-los a uma porção diária de 340mL.) Essas bebidas podem enchê-lo de gases e lhe causar distensão estomacal.

Substitutos do açúcar como sorbitol, xilitol, maltitol, isomalte, lactitol, manitol, eritritol e hidrolisados de amido hidrogenado (HSH, de *hidrogenated starch hidrolisates*): são álcoois de açúcar e podem ser encontrados em qualquer alimento com o rótulo "livre de açúcar". Verifique

---

os rótulos de ingredientes. Os álcoois de açúcar são lenta e apenas parcialmente digeridos, permanecendo no intestino, onde as bactérias do corpo se alimentam deles, o que resulta em gases. Se você tiver sorte, pode nem mesmo notá-los, mas outras pessoas podem comer apenas duas balas livres de açúcar e desejar se esconder durante o resto da noite.

Para ver se você é sensível a esses alimentos, simplesmente consuma-os e anote em seu diário a reação de seu corpo (por exemplo, se você ficou muito inchado). Se conseguir ingerir os questionáveis causadores de inchaço sem se sentir ou parecer inchado, vá em frente. Se for sensível a esses alimentos, teste seu nível de tolerância consumindo apenas uma pequena quantidade (¼ de xícara de água com gás ou uma bala livre de açúcar com malitol) para ver se há um limite que seu corpo pode tolerar sem apresentar sintomas. Por exemplo, talvez ½ xícara de água com gás não o incomode, mas ⅔ de xícara o deixem com a impressão de que poderá sair flutuando pela sala.

A primeira coluna do diário alimentar permite que você registre a hora em que fez cada refeição e lanche. Isso o mantém consciente de quanto tempo se passou desde a última vez que se alimentou. Comer com muita frequência pode indicar que você está usando os alimentos para satisfazer uma necessidade emocional, enquanto esperar demais para comer pode fazê-lo tender a comer demais por estar faminto.

OS ADOÇANTES ARTIFICIAIS SÃO SEGUROS?

A American Dietetic Association (ADA) acredita que os consumidores podem usar seguramente uma série de adoçantes nutritivos e não nutritivos (moderadamente, é claro!). Manter um diário alimentar revelará os casos raros em que esses adoçantes causam desconforto estomacal em indivíduos sensíveis.

A maioria das pessoas está fora de sintonia com suas sensações de fome. A segunda coluna o ajuda a conquistar o poder de controlar seu peso reconhecendo e avaliando sua fome antes de comer e sua saciedade depois de comer. A cada vez que você se sentar para comer (e *deve* se sentar para isso), anote sua fome. Redescubra sua fome e saciedade anotando em seu diário uma escala de 1 (satisfeito/empanturrado após a ceia de Natal) a 10 (com a impressão de que não come há dias/ faminto) antes de cada refeição e imediatamente após comer. Se você terminar uma refeição e avaliar seu nível de saciedade como "1", saberá que comeu demais. É por isso que deve avaliar seu nível de saciedade no meio de sua refeição — para saber quanta fome está sentindo.

O ambiente tem um papel na administração do peso? Definitivamente, sim. A próxima coluna no diário alimentar permite que você veja se mastiga distraidamente e acaba comendo demais diante da TV, da geladeira ou do armário. Não importa o que você come — seja com amigos, sozinho em uma sala silenciosa à luz de velas ou com a família, em um lugar iluminado e barulhento — a atmosfera influi em tudo, de seu humor à escolha do alimento e ao quanto e quão rápido come. Comer rápido não lhe permite apreciar totalmente sua refeição. Seu cérebro precisa de vinte minutos para receber o sinal de que seu estômago está satisfeito e, para evitar comer demais, você deve lhe dar esse tempo. Aprenda a reconhecer os ambientes que têm um impacto negativo nos alimentos e nas quantidades que você ingere, para que possa evitá-los ou mudá-los, a fim de que contribuam para sua perda de peso.

Use os espaços restantes no diário alimentar para escrever o que comeu, e depois anote o número de porções de cada alimento ingerido no espaço adequado da categoria. No final do dia, acrescente suas porções de cada categoria (carboidratos emagrecedores, proteínas emagrecedoras etc.), para ver como se saiu em relação ao seu objetivo. Se preferir não contar suas porções, use o diário alimentar para registrar o que come e como se sente. O simples ato de registrar sua alimentação irá fazê-lo se sentir muito melhor por estar sendo proativo e dando o primeiro passo em sua cruzada de emagrecimento.

CAPÍTULO 6

Fase 2: o plano de manutenção

Parabéns! Se você chegou até aqui, completou a fase do pontapé inicial e está se sentindo ótimo. Emagreceu, está com mais energia, o corpo esculpido e desinchado. Você conseguiu chegar ao corpo desejado. Como se isso não bastasse, suas papilas gustativas embarcaram na jornada para a transformação. Isso significa que em apenas mais algumas semanas sua boca ansiará por emagrecedores, limpadores e anti-inchaços, e seu paladar terá menos tolerância a alimentos salgados que aumentam suas medidas.

Embora você possa ter perdido 2,5kg ou mais durante a fase inicial, pode esperar perder 500g a 1kg de gordura corporal por semana na fase de manutenção. Essa é uma perda de peso segura e saudável, e vai ajudá-lo a garantir resultados duradouros.

Na fase de manutenção, você pode ingerir até 2.300mg de sódio em vez de os 1.500mg permitidos na fase de pontapé inicial. As mulheres no plano de manutenção podem ingerir cerca de 1.400 calorias, e os homens, 1.600. Nessa fase, o alimento extra o mantém saciado e o ajuda a se sentir forte durante o dia. Se você tende a sentir fome e depois ter crises de compulsão alimentar, talvez precise de mais 150 a 200 calorias por dia (1,5 porção de carboidrato emagrecedor *ou* 1,5 porção de proteína emagrecedora). Mas teste este plano primeiro para ver se o sacia antes de acrescentar mais alimento. Por outro lado, se você experimentou outros planos de emagrecimento com pouco sucesso, for uma mulher baixa que parece ter metabolismo lento, ou um homem baixo (com cerca de 1,65m ou menos), ou não cumprir o mínimo de exigências de exercícios no Capítulo 9 para ter ao menos trinta minutos de atividade (ou algum tipo de movimento) na maioria dos dias da semana, recomendamos que se atenha ao mesmo número de calorias que ingeriu na fase inicial para obter o resultado ideal. Isso significa que, embora a fase de manutenção permita duas porções diárias de alimentos com sinal vermelho (causadores de constipação, causadores de inchaço, causadores de flacidez ou engordativos; veja o Capítulo 8), você deve ingerir apenas uma porção de alimento com sinal vermelho por dia.

Em um mundo ideal, todos nós continuaríamos a ingerir apenas os alimentos emagrecedores do pontapé inicial. No entanto, na verdade, isso pode ser difícil. E queremos que você seja bem-sucedido — não apenas por dez dias ou oito semanas, mas para sempre. Por isso, apesar do fato de que você ainda irá se concentrar nos alimentos que tem ingerido, a fase 2 lhe permite mais flexibilidade com os emagrecedores, e, ao mesmo tempo, alimentos com sinal vermelho — gordurosos e que causam inchaço — em porções pequenas o suficiente para continuar com o corpo desejado. Nota: se você decidir pular qualquer uma de suas duas porções diárias de alimentos com sinal vermelho, poderá ingerir uma porção extra de carboidrato emagrecedor ou proteína emagrecedora para cada uma das porções de que se abstiver.

DICA DAS GÊMEAS

Se você achar que ingerir os alimentos da fase de pontapé inicial foi fácil e compatível com seu estilo de vida, pule este capítulo e continue a fazê--lo — só que agora você pode se permitir duas porções diárias de alimentos com sinal vermelho ou dois emagrecedores adicionais por dia.

Você notará que a Tabela 3 mostra o mesmo número de porções que comeu no pontapé inicial, mas também inclui áreas sombreadas que indicam os acréscimos à mesa. Os acréscimos incluem alimentos com sinal amarelo (um alimento com sinal amarelo pode *substituir* uma porção de emagrecedor com sinal verde uma vez por dia), 2 porções de sinal vermelho e um condimento. Embora você ainda possa ingerir seus 4 brindes, agora também pode usar um condimento, que tem menos calorias e sódio do que os brindes.

TABELA 3: PORÇÕES DIÁRIAS DO PLANO DE MANUTENÇÃO

(As partes em negrito indicam acréscimos após o término da fase inicial)

	Porções por dia (Mulheres)	Porções por dia (Homens)
Carboidratos emagrecedores	4	5
Proteínas emagrecedoras	5 (pelo menos 2 de laticínios)	6 ½ (pelo menos 2 de laticínios)
Monoemagrecedores	1	1
Limpadores/anti-inchaços	5-9 vegetais (esforce-se para chegar a 9) 2 frutas	5-10 vegetais (esforce-se para chegar a 9 ou 10) 2 frutas
Bebidas emagrecedoras (água ou chá)	8+ (Veja na página 65 o número de porções baseado em seu peso.)	8+ (Veja na página 65 o número de porções baseado em seu peso.)
Brindes	4	4
Condimentos	1	1
Alimentos com sinal amarelo	1 (Deve substituir 1 carboidrato emagrecedor ou 1 proteína emagrecedora.) (Se o alimento com sinal amarelo tiver mais de 100 calorias, conte as primeiras 100 calorias como alimento com sinal amarelo e cada 100 calorias adicionais como um emagrecedor.)	1 (Deve substituir **1** carboidrato emagrecedor ou 1 proteína emagrecedora.)
Alimentos com sinal vermelho (causadores de constipação, causadores de inchaço, engordativos e causadores de flacidez)	2	2

Na Tabela 4, a seguir, você verá as qualificações de sódio para os alimentos do plano de manutenção, assim como algumas das características que esses alimentos devem ter para que sejam considerados com sinal verde. (Os alimentos com sinal amarelo se afastam um pouco dessas diretrizes.) Assim como na fase inicial, os tamanhos das porções de pães e cereais se baseiam em suas calorias — um pão ou cereal mais calórico deve ser contado como mais de 1 porção de carboidrato emagrecedor (veja detalhes na Tabela 4).

Mais uma vez, assim como no pontapé inicial, você criará uma refeição emagrecedora escolhendo um carboidrato emagrecedor, uma proteína emagrecedora e um limpador/anti-inchaço na Tabela 4. Também pode escolher um monoemagrecedor, *uma vez por dia*, e até 4 brindes de condimento e 1 condimento extra. Ainda pode escolher uma das marcas de alimentos com sinal verde. Além disso, pode comer 2 porções dos alimentos com sinal vermelho. A Tabela 4 relaciona as diretrizes gerais para as categorias de alimentos, assim como fez na fase inicial, só que, agora, algumas áreas são sombreadas para indicar acréscimos e mudanças para a fase de manutenção.

TABELA 4: PORÇÕES MAIS MAGRAS

Nota: alimentos com mais sódio do que emagrecedores, mas menos de 600mg, contam como 1 alimento com sinal amarelo (exceto grãos e cereais).

Alimento do plano de manutenção	Limite de sódio (2.300mg por dia)	Qualificações das porções mais magras de manutenção	Conte cada porção como
CARBOIDRATOS EMAGRECEDORES			
Pão (somente integral): wraps, pão árabe, muffin inglês, outros grãos integrais, como pipoca	≤ 200mg de sódio por porção	≤ 120 calorias... ≥ 2g de fibra	1 carboidrato emagrecedor

Alimento do plano de manutenção	Limite de sódio (2.300mg por dia)	Qualificações das porções mais magras de manutenção	Conte cada porção como
CARBOIDRATOS EMAGRECEDORES		continuação	
Pão (somente integral): wraps, pão árabe, muffin inglês, outros grãos integrais, como pipoca	≤ 275mg por porção	121-150 calorias... ≥ 2g de fibra	1 ½ carboidrato emagrecedor
	≤ 350mg por porção	151-200 calorias... ≥ 2g de fibra	2 carboidratos emagrecedores
Massa e arroz integral	≤ 100mg por porção	120 calorias ≥ 2g de fibra	1 carboidrato emagrecedor
Cereal matinal: apenas grãos integrais — o primeiro ingrediente é descrito como "integral"	≤ 200mg de sódio por porção	≤ 120 calorias ≤ 8g de açúcar ≥ 5g de fibra (≥ 3g de fibra se for cereal quente)	1 carboidrato emagrecedor
	≤ 275mg por porção	121-150 calorias ≤ 12g de açúcar ≥ 5g de fibra (≥ 3g de fibra se for cereal quente)	1 ½ carboidrato emagrecedor
	≤ 350mg por porção	151-200 calorias ≤ 16g de açúcar ≥ 5g de fibra (≥ 3g de fibra se for cereal quente)	2 carboidratos emagrecedores
Vegetais e molho de tomate amiláceos, feijões frescos ou enlatados/ processados (Nota: você pode contar os feijões como 1 carboidrato emagrecedor ou 1 proteína emagrecedora.)	≤ 240mg por porção	50-100 calorias (vegetais e molhos de tomate amiláceos) Lave todos os feijões e vegetais	1 carboidrato emagrecedor
	241mg-600mg	50-100 calorias Lave todos os feijões e vegetais	1 alimento com sinal amarelo

Alimento do plano de manutenção	Limite de sódio (2.300mg por dia)	Qualificações das porções mais magras de manutenção	Conte cada porção como
PROTEÍNAS EMAGRECEDORAS			
Queijo, leite (e leite de soja) **e laticínios** (somente 0% de gordura e semidesnatados)	≤ 240mg por porção (queijo cottage: ≤ 400mg, limite a 1 porção de ½ xícara por dia	≤ 3g de gordura por porção iogurte (porção de 170g): ≤ 100 calorias, ≤ 1g de gordura saturada, ≤ 30g de açúcar adicionado (12g ocorrem naturalmente), ≥ 20% do valor diário de cálcio. (Iogurte grego: ≤ 10% do valor diário de cálcio.) Leite de soja: ≤ 100 calorias por porção: mesmas qualificações acima com 101-140 calorias por porção	1 proteína emagrecedora (porção diária). 1 ½ proteína emagrecedora (laticínio)
Carne, peixe, aves, tofu, tempeh	≤ 140mg por porção de 60g de um único ingrediente cru	Escolha apenas peito de frango sem pele, traseiro especial ou lombo bovino, ou lombinho de porco (limite a carne bovina e suína a duas vezes por semana)	1 proteína emagrecedora

Alimento do plano de manutenção	Limite de sódio (2.300mg por dia)	Qualificações das porções mais magras de manutenção	Conte cada porção como
PROTEÍNAS EMAGRECEDORAS		continuação	
Todos os peixes e frutos do mar, inclusive amêijoas, ostras, vieiras, camarão, lula (também conhecida como calamar), mexilhões, caranguejo e lagosta	Limite o sódio a ≤ 140mg por porção de 60g de um único ingrediente cru. Limite os mexilhões e a lagosta a duas vezes por semana.	Limite o caranguejo a uma vez por semana	1 proteína emagrecedora
Aves e peixes enlatados	≤ 240mg por porção de 60g em lata 241-600mg de sódio		1 proteína emagrecedora 1 alimento com sinal amarelo
Frios	≤ 480mg por porção de 60g	Limite-se a uma porção de 60g ou conte a segunda porção como um alimento com sinal amarelo	
	480-600mg por porção	Limite-se a uma porção de 60g	Alimento com sinal amarelo
MONOEMAGRECEDORES			
Gorduras, óleos, pastas, sementes, *mixed nuts*, manteigas de amêndoas, molhos, homus, azeitonas	≤ 240mg por porção ≤ 240mg por porção no rótulo 241-600mg por porção	Limite a 100 calorias por refeição. Limite *mixed nuts*, sementes e azeitonas a 100 calorias. Limite a 100 calorias	1 monoemagrecedor 1 monoemagrecedor 1 alimento com sinal amarelo

Alimento do plano de manutenção	Limite de sódio (2.300mg por dia)	Qualificações das porções mais magras de manutenção	Conte cada porção como
LIMPADORES E ANTI-INCHAÇOS			
Vegetais não amiláceos, frutas, molho de tomate não amiláceo, fresco ou enlatado/processado	≤ 240mg por porção 240-600mg por porção	≤ 50 calorias de vegetais e molho de tomate ≤ 100 calorias permitidas de frutas ≤ 100 calorias de frutas enlatadas apenas no próprio suco (sem calda). Feijões e vegetais devem ser lavados	1 limpador/anti-inchaço 1 alimento com sinal amarelo
CONDIMENTOS			
Brindes	≤ 20mg por porção	≤ 10 calorias	1 brinde
	≤ 40mg de sódio por porção	≤ 20-25 calorias	2 brindes
Molhos, condimentos, lanches, sobremesas	≤ 240mg por porção no rótulo	Permitido um condimento por dia com ≤ 240mg de sódio ou vários condimentos que totalizem 60 calorias e 240mg	1 condimento

Alimento do plano de manutenção	Limite de sódio (2.300mg por dia)	Qualificações das porções mais magras de manutenção	Conte cada porção como
CONDIMENTOS			continuação
Bebidas	≤ 140mg por porção	Somente bebidas livres de calorias * Limite refrigerante diet (desencorajado) e suco em pó a um por dia. * Água com gás e bebidas livres de caloria e sódio com adoçante sem açúcar (evite, se ocorrer inchaço)	1 bebida emagrecedora
Alimentos de conveniência emagrecedores: pratos principais, sanduíches, carnes prontas, sopas, pratos principais, refeições	≤ 400mg por porção	Limite os pratos principais a um por dia. Pratos principais (congelados/ prontos): ≤ 320 calorias, ≤10g de gordura; ≤ 2g de gordura saturada; (idealmente, ≥ 5g de proteína, ≥ 3g de fibra). Se o alimento exceder os requisitos de gordura ou calorias, é com sinal amarelo.	Use as calorias como um guia para contar o número de emagrecedores
	400-600mg de sódio por porção		Alimento com sinal amarelo

Carboidratos emagrecedores no plano de manutenção

Como sem dúvida você notou durante os dez dias da fase inicial, os grãos integrais o ajudam a se sentir satisfeito. Se continuar a escolher pães (ou muffins ingleses, pão árabe, wraps e assim por diante) e cereais do pontapé inicial, não haverá nenhum motivo para todas as suas porções de carboidratos emagrecedores não poderem vir de pães e cereais. Contudo, se escolher os da nova fase, terá de limitar esses alimentos a dois de seus carboidratos emagrecedores diários, já que o sódio pode se acumular rapidamente. Você pode obter seus carboidratos emagrecedores restantes consumindo arroz, milho, batata-doce, aveia integral e tradicional, quinoa e outros grãos. Faça o possível para escolher pães com 150mg de sódio ou menos, embora muitos contenham mais. Você descobrirá que biscoitos do tipo cracker com teor mais baixo de sódio, como alguns biscoitos de centeio, também se encaixam no plano de manutenção.

Os cereais com sinal amarelo são um pouco pobres em fibras (contêm 1 a 2g a menos que outros emagrecedores) ou têm um teor um pouco mais alto de açúcar (1 a 2g a mais do que as diretrizes) ou sal (100mg a mais do que outros emagrecedores). Alguns cereais dessa categoria têm até 10 calorias extras; nós os classificamos como alimentos com sinal amarelo desde que cumpram as outras exigências.

FAVORITO DAS GÊMEAS DA NUTRIÇÃO

Pão de trigo integral.

ARROZ

Mesmo na fase de manutenção, você ainda terá de evitar a maioria das misturas de arroz, porque poucas contêm menos de 240mg de sódio por porção. (O arroz amarelo temperado de baixo sódio é uma rara exceção.) Contudo, há boas notícias para os apreciadores de sushi. Se você não conseguir encontrar sushi de arroz integral, ainda pode comer o tradicional ocasionalmente. O arroz branco não contém sódio que causa inchaço, por isso você pode ingeri-lo e contá-lo como um alimento com sinal amarelo. Só não deixe de ingerir um limpador com ele, como vegetais folhosos ou cenoura.

AVEIA INSTANTÂNEA DA QUAKER

Os sabores bordo e açúcar mascavo de baixo teor de açúcar contêm acima de 100mg a mais de sódio do que o sabor maçã com canela de baixo teor de açúcar (290mg *versus* 170mg).

MILHO, ERVILHA, BATATA, ABÓBORA-MENINA E ABÓBORA-MORANGA

Você pode ingerir qualquer um desses alimentos em lata. Ainda assim, prefira variedades sem adição de sal (ou açúcar). Do contrário, seja inteligente e lave os vegetais enlatados para reduzir seu teor de sódio. É claro que a opção congelada é melhor, porque não tem adição de sal e os nutrientes estão intactos.

Proteínas emagrecedoras no plano de manutenção

Como você notou, as proteínas emagrecedoras demoram mais para que sejam digeridas do que os carboidratos emagrecedores, prolongando, desse modo, o aumento de energia dos carboidratos emagrecedores e fazendo você se sentir mais saciado.

DICA DAS GÊMEAS

Nós o encorajamos a ser o mais ativo possível. Se, por algum motivo, não puder cumprir as recomendações de exercícios neste plano, precisará comer menos porções de carboidratos emagrecedores e proteínas emagrecedoras ou, idealmente, limitar os alimentos com sinal vermelho a um por semana.

LEGUMES

Esta categoria inclui ervilhas secas, lentilhas e feijões (exceto vagens ou feijão-branco). Se você hesitou em comer feijões na fase inicial por temer inchaços, é hora de testar seu nível de tolerância. Comece gradualmente, aumentando a quantidade e a frequência de sua ingestão de feijões. Isso dará ao seu corpo chance de se adaptar. Comece pondo apenas 2 colheres de sopa em sua salada, massa ou sopa. Anote os resultados em seu diário alimentar. Aumente 1 colher de chá a cada vez que comer feijões nas próximas duas semanas, até chegar a uma porção (½ xícara). Se tiver algum problema quando aumentar sua ingestão, experimente Luftal. Continue a anotar os resultados. Se tiver sensibilidade ao feijão, o Luftal poderá fazer você se sentir muito melhor.

Feijões refritos livres de gordura e feijão assado sem carne de porco (com carne de porco é um causador de inchaço) têm teor mais alto de sódio do que feijões enlatados, mas, fora isso, são muito saudáveis e, por esse motivo, são alimentos com sinal amarelo. Eles serão limitados a porções de ⅓ de xícara.

EVITANDO SOBRECARGA DE PROTEÍNA

O que acontece quando há proteína demais em sua dieta? Entre outras coisas, o excesso o faz ganhar gordura corporal. Uma dieta muito rica em proteína aumenta a fadiga. A proteína demora muito tempo para ser digerida (de quatro a seis horas *versus* meia hora a quatro horas necessárias para digerir e queimar carboidratos). Embora a digestão mais lenta da proteína possa ser boa (promove a saciedade quando você combina as quantidades certas de carboidratos emagrecedores com as porções adequadas de proteínas emagrecedoras), proteína demais causa problemas. Ingerir uma grande quantidade de proteína de uma vez faz com que mais sangue deixe o cérebro e os músculos e permaneça no estômago (e no intestino) por mais tempo, para a digestão. Como resultado disso, há menos sangue disponível para fornecer oxigênio para os músculos e para o cérebro, o que causa preguiça e diminuição de energia. Essa queda de energia, por sua vez, vai deixá-lo menos ativo e queimar menos calorias.

CARNE

Em se tratando de carne, continue a banir as defumadas e tenha cuidado com o sódio presente nos frios. Alguns embutidos, como mortadela, salsicha e outros, contêm mais de 600mg por 60g e podem chegar a 700 ou 800mg por porção.

FAVORITO DAS GÊMEAS DA NUTRIÇÃO

Feijões refritos sem gordura em lata. Nós limitamos as porções a $1/3$ de xícara para ajudar a manter o sódio sob controle. São deliciosos, por isso valem a pena como o alimento de sinal amarelo do dia.

PEIXE

No plano de manutenção, você pode comer peixe enlatado que não tenha escrito no rótulo "com baixo teor de sódio" ou "sem adição de sal"; contudo, ainda deve lavá-lo. Com algumas exceções, evite peixe em lata que já vem temperado, porque contém muito mais sódio do que o limite de 240mg em 60g. Embora os peixes e frutos do mar com mais ômega 3, como salmão, arenque, anchova, ostra, sardinha, peixe branco e cavalinha, apresentem muitos benefícios, os tamanhos de suas porções devem ser um pouco menores (45g), porque são mais calóricos do que outros peixes.

SUBSTITUTO QUE EVITA O GANHO DE PESO

Você pode comer 60g de atum enlatado comum ingerindo 240mg de sódio, ou 60g de atum de muito baixo teor de sódio com uma colher de sopa de maionese livre de gordura e uma colher de chá de molho de mostarda Dijon, ingerindo um total de 225mg de sódio — e economizando 15mg de sódio. Como o atum enlatado de baixo sódio contém menos do que os 240mg de sódio recomendados por 60g de peixe enlatado, você nem mesmo tem de contar esses condimentos em sua cota de condimento emagrecedor.

Monoemagrecedores no plano de manutenção

Como você comprovou, os monoemagrecedores dão ótimo sabor aos alimentos, e demoram mais para ser digeridos do que os carboidratos emagrecedores, fazendo-o se sentir mais saciado. Agora você descobrirá que pode comer *mixed nuts* salgadas (e suas manteigas) e azeitonas. (Vários monoemagrecedores são bastante ricos em sódio, e serão anotados e contados como alimentos com sinal amarelo. As porções ainda são limitadas para manter as calorias sob controle.)

AZEITONAS

As azeitonas contam como o alimento com sinal amarelo do dia, porque contêm mais de 240mg de sódio. Em vez de substituir um carboidrato emagrecedor ou uma proteína emagrecedora, podem substituir metade de sua porção de monoemagrecedor, já que elas têm aproximadamente metade das calorias de um monoemagrecedor (100 calorias).

DICA DAS GÊMEAS

Quando você comer azeitonas, escolha as picadas, cujo sabor se dispersa por toda a refeição, durando mais. Quanto mais verde o azeite de oliva, mais antioxidantes contém. Por isso, sempre que puder, compre azeite extravirgem.

MIXED NUTS SALGADAS E SUAS MANTEIGAS

Como o tamanho de cada porção é pequeno, comer apenas uma mantém o sódio sob controle, em 80 a 150mg ou menos. Para melhores resultados, limite as *mixed nuts* salgadas, especialmente os amendoins; eles são menores, por isso têm uma área de superfície maior, o que significa que há mais área coberta de sal. Se você comer mais de uma porção, conte-a como seu alimento com sinal amarelo do dia. Não se preocupe — você se acostumará facilmente com a variedade sem sal e agradará seu estômago!

Evite manteiga de amendoim de gordura reduzida. Ela não contém *menos* calorias do que a comum. A gordura que faz bem para o coração é substituída por açúcar e/ou carboidrato saciador. Além disso, o sódio é aumentado. Uma colher de sopa de manteiga de amendoim light (125mg de sódio) contém quase o dobro de sódio de uma colher de manteiga de amendoim comum (75mg).

FAVORITO DAS GÊMEAS DA NUTRIÇÃO

Adoramos manteiga de amendoim em pó! Sabemos que isso parece bizarro, mas podemos colocá-la em um saco plástico sem que fique com uma aparência grudenta e desagradável. Também é superleve, e podemos levá-la em viagens e lhe acrescentar apenas um pouco de água para que adquira sua forma real. Nossa parte favorita? Você come 4 colheres de sopa e ingere as mesmas 100 calorias que iria ingerir se comesse apenas 1 colher de sopa de manteiga de amendoim comum.

Limpadores e anti-inchaços no plano de manutenção

A esta altura você já testemunhou o poder emagrecedor mágico das frutas e dos vegetais. Como pode ver na Tabela 4, no início deste capítulo, é possível incluir mais variedades enlatadas no plano de manutenção. Vegetais (inclusive molho de tomate) com menos de 240mg de sódio e menos de 50 calorias por porção se encaixam em seu novo plano; contudo, não há desculpa para não lavar seus vegetais enlatados para tirar o sal.

Assim como na fase inicial, se seu limpador ou anti-inchaço com sinal verde estiver nadando em manteiga — e você tem de contar essa manteiga —, será um alimento com sinal vermelho. E se estiver cozido em azeite de oliva, lembre-se de contá-lo como uma porção de monoemagrecedor — as calorias podem se acumular em um piscar de olhos. Se você for comer fruta enlatada em calda, certifique-se de que a calda é "de baixa caloria"; ingira apenas ½ xícara e conte como um alimento com sinal amarelo, já que os limpadores e anti-inchaços só deveriam conter açúcares presentes naturalmente.

DICA DAS GÊMEAS

Você fará um favor a si mesmo bebendo suco de vegetais? Não se engane — uma xícara de suco de vegetais comum V8 contém 480mg de sódio, 20% da cota diária. V8 de baixo sódio também não é muito bom; ainda contém 140mg de sódio. Se quiser beber suco de vegetais, faça-o você mesmo. Melhor ainda, beba água e coma seus vegetais — assim, obterá as fibras limpadoras e os benefícios emagrecedores da água.

Bebidas emagrecedoras no plano de manutenção

Durante a fase de pontapé inicial você pode beber água, chá e café diariamente, e para otimizar sua saúde essas deveriam ser suas principais bebidas. Mas no plano de manutenção você pode tomar outras bebidas livres de calorias, desde que contenham menos de 140mg de sódio. Você deve limitar refrigerante diet ou bebidas como refrescos em pó a 1 porção de 350mL por dia para minimizar ingredientes não naturais como adoçantes. Além disso, refrigerante causa inchaço. Se você costumava bebê-lo, viu isso por si mesmo. Mas agora, após a fase inicial, você parece e se sente muito mais magro. Água mineral gasosa é uma bebida fantástica, mas anote sua reação, porque muitas pessoas ficam inchadas devido à carbonatação.

Alimentos de conveniência no plano de manutenção

Em geral, você usará as calorias como um guia para contar porções de alimentos de conveniência emagrecedores. Se um alimento de conveniência pronto tiver 100 calorias ou menos, você poderá contá-lo como um de seus carboidratos emagrecedores ou uma de suas proteínas emagrecedoras, mas, em geral, o contará como metade de cada. O motivo é que pratos congelados e outras refeições prontas normalmente contêm um pouco de carboidrato e proteína. Se um alimento de conveniência tiver de 101 a 150 calorias, você o contará como 1 ½ porção de emagrecedor. Se tiver de 151 a 200 calorias, como 2 porções. De 201 a 250 calorias? São 2 ½ porções, e de 251 a 310 calorias, 3 porções. Esses são apenas alguns exemplos. E você contará 3 porções como 1 ½ proteína emagrecedora e 1 ½ carboidrato emagrecedor, se não for uma combinação de alimentos. Por exemplo, se você escolher um hambúrguer de frango como seu alimento de conveniência, obviamente frango é proteína e, portanto, deve ser contado como 2 porções de proteína emagrecedora. Contar alimentos de conveniência dessa maneira irá garantir sua responsabilidade por tudo que consome e que você irá continuar a perder de peso.

Pratos congelados: a norma é procurar as refeições congeladas mais saudáveis. Ela pode se qualificar como saudável se seguir as diretrizes dos pratos principais congelados apresentadas na Tabela 4 no início deste capítulo.

ALIMENTOS DE CONVENIÊNCIA EMAGRECEDORES (NÃO PRATOS PRINCIPAIS)

As melhores proteínas "prontas" contêm menos de 1g de gordura saturada. Lembre-se de que, se um alimento cumprir todas as exigências de um alimento de conveniência emagrecedor na Tabela 4, exceto por pequenos desvios de uma categoria, ele tem sinal amarelo. Mas se uma carne contiver mais de 600mg de sódio por 60g, é um causador de inchaço, e você a contará como um alimento com sinal vermelho.

FAZENDO UM SANDUÍCHE MELHOR

Compare este saudável sanduíche de peru com os alimentos de conveniência emagrecedores com um típico substituto de delicatéssen com pão branco e porções excessivas de carne, que pode atingir o total de 800 calorias!

Experimente este sanduíche de peru feito com:
- 2 fatias de pão integral = 220 calorias, 300mg de sódio, 6g de fibra, 8g de proteína, 3g de gordura, 40g de carboidratos.
- 60g de peito de peru em fatias grossas assado com mel = 60 calorias, 500mg de sódio, 10g de proteína, 2 carboidratos (frios de ave com 480-600mg de sódio por porção de 60g contam como 1 emagrecedor com sinal amarelo.
- Alface e tomate = ínfimas calorias e fibras.
- 1 colher de chá de mostarda = 120mg de sódio.
- Fatias de maçã no sanduíche = 94 calorias, 2mg de sódio, 4,5g de fibra, 0,05 de proteína, 25g de carboidratos.
- 1 xícara de pimentão vermelho fatiado = 18 calorias, 1,6g de fibra, 4,3g de carboidratos.
- Total: 402 calorias, 920mg de sódio, 4g de gordura, 12g de fibra, 19g de proteína, 70g de carboidratos (*2 carboidratos emagrecedores, 1 proteína emagrecedora, 2 limpadores, ½ condimento emagrecedor*).

Experimente estes substitutos para economias ainda maiores:
- Escolha 1 colher de chá de molho de maionese com mostarda Dijon em vez de mostarda comum e o sódio em sua refeição cairá para 870mg.
- Escolha 60g de peru de baixo sódio e cairá para 680mg.
- Escolha peru de baixo sódio e molho de maionese com mostarda Dijon e o sódio será reduzido para 630mg.
- Escolha 1 colher de chá de molho de cranberry em vez de molho de maionese com mostarda Dijon e reduzirá o sódio para 560mg.

BARRAS ENERGÉTICAS

Geralmente não recomendamos barras energéticas, porque muitas delas equivalem nutricionalmente a barras de chocolate, mas elas são classificadas como alimentos com sinal vermelho. Não se engane: só porque muitas barras têm adição de proteína, vitaminas, minerais ou até mesmo antioxidantes, quase sempre são processadas e refinadas. Embora algumas sejam de baixa gordura, outras podem ter tantas gorduras totais e saturadas quanto uma barra de chocolate Snickers.

Contudo, sabemos que você pode desejar uma barra de vez em quando, por isso, criamos diretrizes para ajudá-lo a descobrir as melhores. Em primeiro lugar, coma as barras somente como um lanche — não como um substituto de refeições —, porque elas raramente fornecem os nutrientes de que você precisa e tendem a deixá-lo com fome. Compre barras com menos de 200 calorias, não mais de 1g de gordura saturada, pelo menos 3g de fibra e não mais de 12g de açúcar. Procure as que dizem "sem adição de açúcar"; seu teor de açúcar provém naturalmente da fruta.

Da mesma maneira que você faz com outros alimentos de conveniência emagrecedores, use as calorias como um guia para contar porções de barras energéticas. Se uma barra for feita de castanhas e frutas, essas castanhas podem contar como suas porções de monoemagrecedor. Lembre-se de que uma das barras favoritas das Gêmeas da Nutrição é, na verdade, um carboidrato emagrecedor da fase de pontapé inicial (barra de fibras com diversos sabores). No entanto, como ela não contém proteína, você pode querer ingeri-la com um iogurte, um pedaço de queijo 0% de gordura ou outra proteína emagrecedora, para ficar saciado por mais tempo. (Veja a receita das barras de amendoim rápidas magras das Gêmeas da Nutrição na página 241 — elas são um bom substituto para as barras industrializadas e podem ser ingeridas enquanto você se desloca entre um compromisso e outro.)

Segundo as exigências do FDA, para um produto ter escrito "saudável" em seu rótulo deve ter baixo teor de gordura e gordura saturada e conter quantidades limitadas de colesterol e sódio. Se for um item único de alimento, deve fornecer pelo menos 10% de um ou mais desses componentes: vitaminas A ou C, ferro, cálcio, proteína ou fibra. O teor de sódio não pode exceder 360mg por porção nos alimentos individuais e 480mg por porção nos produtos do tipo refeição.

SOPAS

As porções de sopa são de 1 xícara. Se você não encontrar sua sopa na lista da Tabela 4, o melhor a fazer é se certificar de que ela segue as diretrizes "saudáveis" ($\leq$ 3g de gordura; $\leq$ 1g de gordura saturada; deve fornecer 10% do valor diário de vitamina A, vitamina C, ferro, cálcio, proteína [menos de ou igual a 5g] e conter 2,5g de fibra ou mais). Lembre-se de tentar comprar sopa "sem adição de sal" e lhe acrescentar sabor com temperos. Para seguir as mesmas diretrizes de outros alimentos de conveniência emagrecedores, você precisará procurar essas sopas com menos de 400mg de sódio. Sopas com 400 a 600mg de sódio são alimentos com sinal amarelo. Portanto, embora no rótulo de algumas latas possa estar escrito "saudável", elas ainda se encaixam na categoria de alimentos com sinal amarelo.

DICA DAS GÊMEAS

Quer um modo fácil de acrescentar um anti-inchaço à sua sopa? Despeje um saco (ou dois) de vegetais congelados em sua sopa enlatada quando esquentá-la. Adicione vagem congelada ou espinafre ao minestrone; acrescente cenouras e cebolas congeladas à sopa de macarrão e frango; ponha uma mistura de vegetais congelados em sua sopa de mariscos Manhattan e adicione couve-flor e pimentões congelados à sopa de tomate. E por que limitar isso às sopas? Coloque vegetais congelados em qualquer massa, caçarola, omelete e outros pratos!

Estudos mostram que quando você toma sopa como entrada, especialmente sopa de vegetais, ingere cerca de 100 calorias a menos nessa refeição. Além disso, tomar sopa de arroz e frango reduz mais a ingestão de calorias de refeições subsequentes do que consumir os ingredientes (frango e arroz) separadamente e, depois, beber um copo de água. Apesar do fato de que adoraríamos tornar sua sopa deliciosa e de baixo sódio o tempo todo, somos realistas. E, felizmente, embora muitas sopas em lata sejam repletas de sódio, algumas marcas agora oferecem opções com 480mg de sódio por porção, cerca de metade das 870mg de sódio encontradas em outras sopas. Essas sopas o ajudam a se sentir saciado, comer menos de outros alimentos e não ficar rapidamente inchado. Ainda assim, como outros alimentos de conveniência que contêm entre 400 e 600mg de sódio, você terá de contá-las como alimentos com sinal amarelo.

DICA DAS GÊMEAS

Se você for usar uma pasta, evite a gordura saturada que entope artérias encontrada na manteiga e escolha pastas como creme vegetal, margarina light ou imitações naturais de manteiga, que são opções nutricionais melhores do que a manteiga comum porque contêm menos gordura, gordura saturada (70-80% menos) e colesterol, e zero gordura trans por porção. São feitas de uma mistura de óleos vegetais nutritivos, como canola, soja e azeite.

Condimentos e alimentos variados no plano de manutenção

Além dos brindes da fase inicial, você pode ingerir um condimento com menos de 60 calorias por porção e menos de 240mg de sódio. Também pode escolher 2 ½ porções de condimentos com um total combinado de 60 calorias e até 240mg de sódio. Para seguir essas diretrizes, alguns tamanhos de porções de condimentos precisarão ser reduzidos (como a maionese de azeite de oliva ou o molho vinagrete).

DICA DAS GÊMEAS

Se você se recusa a abrir mão de sua maionese, eis uma opção — maionese de azeite de oliva. Ela contém metade da gordura e das calorias da maionese comum. Uma colher de sopa contém 45 calorias, 4g de gordura, 95mg de sódio e 0% de gordura trans ou saturada. Você pode comer 2 colheres de chá (30 calorias, 62mg de sódio) e usar apenas metade de sua porção diária de condimento emagrecedor.

Agora que você sabe mais sobre os alimentos que pode ingerir no plano de manutenção, o próximo capítulo vai lhe dar duas semanas de cardápios de plano de manutenção para facilitar o planejamento de suas refeições.

CAPÍTULO 7

Duas semanas de cardápios de plano de manutenção

Ao completar com sucesso o pontapé inicial você demonstrou enorme força de vontade, que será recompensada com um corpo mais magro, livre de inchaço e com mais energia. Neste capítulo você encontrará duas semanas de cardápios para mulheres e homens. Quando se familiarizar com os alimentos que o mantém em forma, poderá misturar e combinar suas refeições em um piscar de olhos. Mas não deixe de conferir também os alimentos com sinal vermelho no Capítulo 8. Embora o plano de manutenção os permita em *pequenas* quantidades, você precisa reconhecê-los em sua vida diária e entender o quanto podem ser prejudiciais aos seus objetivos fitness e ao seu novo corpo.

Dia 1 do plano de manutenção para as mulheres

Café da manhã
½ pãozinho integral light com passas e canela (1 ½ carboidrato emagrecedor)
¾ de xícara de queijo ricota 0% de gordura, espalhado em seu pãozinho, com uma pitada de canela (1 ½ proteína emagrecedora)
½ banana grande (1 limpador/anti-inchaço)
2 xícaras de chá verde (2 bebidas emagrecedoras)

Almoço
90g de peito de frango grelhado ou assado (1 ½ proteína emagrecedora) com molho para grelhados light e sem sal (2 brindes)

130g de batata assada, do tamanho de sua mão fechada, ou ½ batata assada grande (1 ½ carboidrato emagrecedor)

1 ½ colher de chá de bacon picado e tostado (½ condimento)

2 colheres de sopa de sour cream ou cream cheese livre de gordura (2 brindes)

1 xícara de brócolis cozidos no vapor borrifados com limão (2 limpadores/anti-inchaços)

1 copo de água, 1 xícara de chá (2 bebidas emagrecedoras)

Lanche da tarde

30 pistaches sem sal (1 monoemagrecedor)

1 laranja (1 limpador/anti-inchaço)

1 copo de água (1 bebida emagrecedora)

Jantar

Salada mista de verduras feita com:

2 xícaras de verduras variadas

½ xícara de tomate fatiado

¼ de xícara de cenoura cortada em tiras

¼ de xícara de abobrinha fatiada (3 limpadores/anti-inchaços)

1 colher de sopa de molho vinagrete light com mostarda e mel (1 condimento)

Atum picante (veja a receita na página 226) (2 proteínas emagrecedoras, 1 ½ limpador/anti-inchaço)

½ porção de risoto de cogumelos e cevada (veja a receita na página 260)

2 copos de água (2 bebidas emagrecedoras)

Lanche pós-jantar (pelo menos uma hora antes de ir para a cama)

Sorvete de casquinha light (1 alimento com sinal vermelho)

2 xícaras de chá verde (2 bebidas emagrecedoras)

> Total diário: 1.385 calorias, 30g de gordura, 7g de gordura saturada, 163g de carboidratos, 123g de proteína, 27g de fibra, 1.537mg de sódio, 4 carboidratos emagrecedores, 5 proteínas emagrecedoras, 1 ½ monoemagrecedor, 9 limpadores/anti-inchaços, 9 bebidas emagrecedoras, 1 alimento com sinal vermelho, 1 condimento, 4 brindes

Dia 1 do plano de manutenção para os homens

Almoço: acrescente 90g de peito de frango grelhado e uma batata assada maior, de cerca de 170g ou do tamanho de sua mão fechada. Também acrescente ½ xícara de brócolis adicional.

> Total diário: 1.600 calorias, 190g de carboidratos, 145g de proteína, 32g de gorduras totais, 8g de gordura saturada, 32g de fibra, 1.607mg de sódio, 5 carboidratos emagrecedores, 6 ½ proteínas emagrecedoras, 1 ½ monoemagrecedor, 9 limpadores/anti-inchaços, 9 bebidas emagrecedoras, 1 alimento com sinal vermelho, 1 condimento, 4 brindes

Dia 2 do plano de manutenção para as mulheres

Café da manhã
Aveia instantânea com sabor de baixo açúcar da Quaker (1 carboidrato emagrecedor)

½ maçã fatiada, acrescentada à aveia (½ limpador/anti-inchaço)

90g de iogurte natural 0% de gordura orgânico (1 proteína emagrecedora) (pode misturar com a aveia ou polvilhar com canela e acrescentar a maçã a ele)

2 copos de água, 1 xícara de chá verde (3 bebidas emagrecedoras)

Almoço

Sanduíche de frango feito com:

½ xícara de peito de frango marinado (1 alimento com sinal amarelo)

2 fatias de pão integral

1 fatia de tomate e 2 folhas internas de alface (¼ de limpador/anti-
-inchaço)

1 colher de chá de molho de maionese com mostarda Dijon (½ condimento)

1 porção de couve-de-bruxelas congelada (2 limpadores/anti-inchaços)

1 xícara de melão cantaloupe cortado em cubos (1 limpador/anti-in-
chaço)

2 copos de água (2 bebidas emagrecedoras)

Lanche da tarde

1 barra de fibras com sabor (1 carboidrato emagrecedor)

1 palito de queijo orgânico light (1 proteína emagrecedora)

½ maçã (½ limpador/anti-inchaço)

2 xícaras de chá (2 bebidas emagrecedoras)

Jantar

**Ceviche peruano com batata, halibute e manga (veja a receita na pá-
gina 227) (1 carboidrato emagrecedor, 1 proteína emagrecedora) ser-
vido em:**

30g de nachos assados (1 alimento com sinal vermelho)

1 ½ xícara de vegetais variados cozidos no vapor borrifados com suco
de limão (3 limpadores/anti-inchaços) e 1 colher de sopa de amêndoas em lascas (½ monoemagrecedor)

1 copo de água, 1 xícara de chá verde (2 bebidas emagrecedoras)

Lanche pós-jantar (pelo menos uma hora antes de ir para a cama)

2 biscoitos do tipo cracker com sódio reduzido (1 carboidrato emagrecedor)

1 Polenguinho light (1 proteína emagrecedora)

1 xícara de chá verde (1 bebida emagrecedora)

> Total diário: 1.463 calorias, 253g de carboidratos, 27g de gordura, 6g de gordura saturada, 76g de proteína, 45g de fibra, 1.982mg de sódio, 5 carboidratos emagrecedores (carboidrato extra em vez de 1 alimento com sinal vermelho), 5 proteínas emagrecedoras, ½ monoemagrecedor, ½ condimento, 7 ¼ de limpadores/anti-inchaços, 10 bebidas emagrecedoras, 1 alimento com sinal amarelo, 1 alimento com sinal vermelho

Dia 2 do plano de manutenção para os homens

Jantar: acrescente uma porção extra de ceviche peruano com batata, halibute e manga.
Lanche pós-jantar: acrescente ½ Polenguinho light.

> Total diário: 1.646 calorias, 273g de carboidratos, 96g de proteína, 29g de gorduras totais, 6g de gordura saturada, 47g de fibra, 2.236mg de sódio, 6 carboidratos emagrecedores (carboidrato extra em vez de 1 alimento com sinal vermelho), 6 ½ proteínas emagrecedoras, ½ monoemagrecedor, ½ condimento, 7 ¼ de limpadores/anti-inchaços, 10 bebidas emagrecedoras, 1 alimento com sinal vermelho, 4 brindes

Dia 3 do plano de manutenção para as mulheres

Café da manhã
Parfait crocante de iogurte feito com:
170g de iogurte de morango light (1 proteína emagrecedora)
1 xícara de cereal matinal de grãos variados ou granola (1 ½ carboidrato emagrecedor)

½ banana (1 limpador/anti-inchaço)

2 morangos fatiados (¼ de limpador/anti-inchaço)

1 colher de chá de sementes de girassol (⅙ de monoemagrecedor)

Modo de preparo: em um copo, disponha em camadas: ¼ de xícara de iogurte, ¼ de xícara de cereal, os morangos e a banana fatiados. Cubra com as sementes de girassol. Torne a dispor em camadas os ingredientes restantes.

1 copo de água, 2 xícaras de chá verde (3 bebidas emagrecedoras)

Almoço

Salada de espinafre, pera e salmão com molho vinagrete feita com:

2 xícaras de espinafre (2 limpadores/anti-inchaços)

½ xícara de flores de brócolis (½ limpador/anti-inchaço)

½ xícara de cenouras cortadas em tiras (½ limpador/anti-inchaço)

½ xícara de tomate (½ limpador/anti-inchaço)

60g de salmão enlatado ou fresco (1 ¼ de proteína emagrecedora)

2 colheres de sopa de molho vinagrete para salada (veja a receita na página 270) (3 brindes)

1 pera fatiada (1 limpador/anti-inchaço)

1 pãozinho integral (1 carboidrato emagrecedor)

10 borrifos de spray de creme vegetal ou margarina light (1 brinde)

2 copos de água (2 bebidas emagrecedoras)

Lanche da tarde

Hambúrguer vegetariano sem glúten (1 proteína emagrecedora) sobre uma camada de:

1 xícara de alface romana picada (1 limpador/anti-inchaço)

1 xícara de minicenouras (1 limpador/anti-inchaço.

2 colheres de sopa de vinagrete de framboesa para mergulhar (½ condimento)

1 xícara de chá verde (1 bebida emagrecedora)

Jantar

Peito de frango glorioso com framboesa (veja a receita na página 217)

½ xícara de feijão-preto lavado e escorrido (1 carboidrato emagrecedor), temperado com pimenta, alho e ervas frescas a gosto

2 xícaras de verduras variadas e ½ xícara de tomate picado (2 ½ limpadores/anti-inchaços) com:

1 ½ colher de chá de azeite de oliva (½ monoemagrecedor)

Vinagre balsâmico (ilimitado)

1 copo de água, 1 xícara de chá verde (2 bebidas emagrecedoras)

Lanche pós-jantar (pelo menos uma hora antes de ir para a cama)

150mL de vinho tinto (1 alimento com sinal vermelho)

3 xícaras de pipoca salgada (1 alimento com sinal vermelho)

Total diário: 1.450 calorias, 22g de gordura, 3g de gordura saturada, 227g de carboidratos, 78g de proteína, 45g de fibra, 2.024mg de sódio, 3 ½ carboidratos emagrecedores, 5 ¼ de proteínas emagrecedoras, 9 ¼ de limpadores/anti-inchaços, ¾ de monoemagrecedor, 8 bebidas emagrecedoras, 2 alimentos com sinal vermelho, ½ condimento, 4 brindes

---

Dia 3 do plano de manutenção para os homens

Café da manhã: acrescente 1 xícara de cereal matinal de grãos variados ou granola.

Almoço: acrescente 60g de salmão e ½ queijo light em tiras

Total diário: 1.619 calorias, 239g de carboidratos, 95g de proteína, 29g de gorduras totais, 5g de gordura saturada, 45g de fibra, 2.300mg de sódio, 5 carboidratos emagrecedores, 6 ½ proteínas emagrecedoras, 9 ¼ de limpadores/anti-inchaços, ¾ de monoemagrecedor, 8 bebidas emagrecedoras, 2 alimentos com sinal vermelho, ½ condimento, 4 brindes

Dia 4 do plano de manutenção para as mulheres

Café da manhã

2 fatias de rabanada com laranja e canela (veja a receita na página 247) (2 carboidratos emagrecedores, 1 ½ proteína emagrecedora)

5 claras de ovos mexidos em spray culinário (1 ¼ de proteína emagrecedora)

1 copo de água, 2 xícaras e chá verde (3 bebidas emagrecedoras)

Almoço

2 fatias de pão integral (2 carboidratos emagrecedores)

1 colher de sopa de maionese livre de gordura (½ condimento)

½ colher de sopa de molho catalina

90g de peito de peru defumado fatiado (2 alimentos com sinal vermelho)

½ maçã (cortada em fatias no sanduíche) (½ limpador/anti-inchaço)

1 xícara de minicenouras (1 limpador/anti-inchaço)

1 melão cantaloupe cortado em cubos (1 limpador/anti-inchaço)

2 copos de água (2 bebidas emagrecedoras)

Lanche da tarde

Barras de amendoim rápidas e magras das Gêmeas da Nutrição (veja a receita na página 241) (1 monoemagrecedor, ¼ de proteína emagrecedora)

2 xícaras de chá verde (2 bebidas emagrecedoras)

Jantar

Bife asiático com uvas (veja a receita na página 213) (2 proteínas emagrecedoras, ¾ de limpador/anti-inchaço)

1 xícara de brócolis com limão ou margarina light (2 limpadores/anti-inchaços)

½ xícara de arroz branco (1 alimento com sinal amarelo)

1 copo de água, 1 xícara de chá verde (2 bebidas emagrecedoras)

Lanche pós-jantar (pelo menos uma hora antes de ir para a cama)

½ xícara de purê de abóbora em lata polvilhado com canela e adoçante
(ou 1 colher de chá de açúcar) (1 limpador/anti-inchaço) sobre:

30g de cobertura de creme imitação de chantili livre de gordura (2
brindes)

Total diário: 1.411 calorias, 199g de carboidratos, 85g de proteína, 35g de gorduras totais, 7g de gordura saturada, 26g de fibra, 1.882mg de sódio, 4 carboidratos emagrecedores, 5 ¼ de proteínas emagrecedoras, 1 monoemagrecedor, 6 ¼ de limpadores/anti-inchaços, 2 condimentos, 10 bebidas emagrecedoras, 1 alimento com sinal amarelo, 2 alimentos com sinal vermelho, 2 brindes

---

Dia 4 do plano de manutenção para os homens

Jantar: acrescente 1 xícara de arroz integral e mais ¾ de porção de bife asiático com uvas

---

Total diário: 1.609 calorias, 232g de carboidratos, 90g de proteína, 43g de gorduras totais, 9g de gordura saturada, 28g de fibra, 2.124mg de sódio, 5 carboidratos emagrecedores, 6 ¾ de proteínas emagrecedoras, 1 monoemagrecedor, 6 ¾ de limpadores/anti-inchaços, 2 condimentos, 10 bebidas emagrecedoras, 1 alimento com sinal amarelo, 2 alimentos com sinal vermelho, 2 brindes

---

Dia 5 do plano de manutenção para as mulheres

Café da manhã

¾ de xícara de abacaxi enlatado no próprio suco (1 limpador/anti-inchaço) misturada com:

½ xícara de queijo cottage semidesnatado (1 proteína emagrecedora)

½ pão integral ou muffin inglês integral (¾ de carboidrato emagrecedor)

1 copo de água, 1 xícara de chá verde (2 bebidas emagrecedoras)

Almoço

2 porções de ovos recheados ao pesto (veja a receita na página 229) (2 proteínas emagrecedoras)

Salada Strawberry Fields com:

2 xícaras de espinafre (2 limpadores/anti-inchaços)

½ xícara de cada um destes ingredientes: tomate, abóbora, pimentão, cenoura (2 limpadores/anti-inchaços)

½ xícara de morangos fatiados (1 limpador/anti-inchaço)

2 colheres de sopa de lascas de nozes-pecãs (1 monoemagrecedor)

2 biscoitos de centeio esmigalhados na salada (1 carboidrato emagrecedor)

2 copos de água (2 bebidas emagrecedoras)

Lanche da tarde

1 pipoca de micro-ondas light (1 carboidrato emagrecedor) polvilhada com 1 colher de sopa de queijo parmesão ralado (½ condimento)

1 bastão de queijo semidesnatado (1 proteína emagrecedora)

2 xícaras de chá (2 bebidas emagrecedoras)

Jantar

Lasanha de abobrinha (veja a receita na página 239) (1 carboidrato emagrecedor, 1 proteína emagrecedora, ½ limpador/anti-inchaço)

1 pãozinho integral coberto com creme vegetal ou margarina light e alho assado (1 carboidrato emagrecedor)

1 xícara de cenoura, couve-flor e ervilhas frescas cozidas no vapor (2 limpadores/anti-inchaços)

1 copo de água, 1 xícara de chá (2 bebidas emagrecedoras)

Lanche pós-jantar (pelo menos uma hora antes de ir para a cama)
Picolé light (1 alimento com sinal vermelho)
2 xícaras de chá verde (2 bebidas emagrecedoras)

Total diário: 1.363 calorias, 184g de carboidratos, 81g de proteína, 40g de gorduras totais, 10g de gordura saturada, 29g de fibra, 1.690mg de sódio, 4 ¾ de carboidratos emagrecedores, 5 proteínas emagrecedoras, 8 ½ limpadores/anti-inchaços, 1 monoemagrecedor, ½ condimento, 10 bebidas emagrecedoras, 1 alimento com sinal vermelho

---

Dia 5 do plano de manutenção para os homens

Café da manhã: acrescente mais ¼ de xícara de queijo cottage.

Jantar: acrescente uma porção extra de lasanha, totalizando 2 porções.

Total diário: 1.612 calorias, 211g de carboidratos, 106g de proteína, 45g de gorduras totais, 13g de gordura saturada, 32g de fibra, 2.160mg de sódio, 5 ¾ de carboidratos emagrecedores, 6 ½ proteínas emagrecedoras, 9 limpadores/anti-inchaços, 1 monoemagrecedor, ½ condimento, 10 bebidas emagrecedoras, 1 alimento com sinal vermelho

Dia 6 do plano de manutenção para as mulheres

Café da manhã

2 panquecas de 10cm feitas com a mistura para panquecas da Quaker; siga as orientações que promovem a saúde cardíaca (2 carboidratos emagrecedores, ¼ de proteína emagrecedora)

¼ de xícara de mirtilos (acrescente à mistura de panqueca) (½ limpador/anti-inchaço)

4 colheres de sopa de calda doce livre de açúcar (½ condimento)

60g de lombo canadense (1 alimento com sinal amarelo)

1 copo de água, 2 xícaras de chá (3 bebidas emagrecedoras)

Almoço

Enroladinho de banana e manteiga de amendoim magro (veja a receita na página 242) feito com:

1 banana média (1 limpador/anti-inchaço)

3 colheres de sopa de manteiga de amendoim natural (1 monoemagrecedor)

1 fatia de pão integral multigrãos sem sal ou com baixo teor de sódio (1 carboidrato emagrecedor)

1 colher de sopa de geleia livre de açúcar (1 brinde)

1 xícara de queijo cottage semidesnatado (1 proteína emagrecedora)

2 copos de água (2 bebidas emagrecedoras)

Lanche da tarde

1 ovo cozido (1 proteína emagrecedora)

½ xícara de morangos (½ limpador/anti-inchaço)

170g de iogurte de morango light (1 proteína emagrecedora)

1 xícara de chá verde (1 bebida emagrecedora)

Jantar

2 porções de camarão com kai lan chinês e gengibre (veja a receita da página 221) (2 proteínas emagrecedoras, $^1/_3$ de monoemagrecedor)

2 xícaras de bok choy (acelga chinesa) e verduras (2 limpadores/anti-inchaços), salteadas com:

2 colheres de sopa de caldo de galinha ou vegetais de baixo sódio (1 brinde)

½ xícara de arroz integral (1 carboidrato emagrecedor)

1 copo de água, 1 xícara de chá (2 bebidas emagrecedoras)

Lanche pós-jantar (pelo menos uma hora antes de ir para a cama)

2 barras de goiabinha light (1 alimento com sinal vermelho)

1 xícara de chá verde (1 bebida emagrecedora)

Total diário: 1.425 calorias, 220g de carboidratos, 80g de proteína, 31g de gorduras totais, 5,5g de gordura saturada, 27g de fibra, 1.919mg de sódio, 4 carboidratos emagrecedores, 5 proteínas emagrecedoras, 1 $\frac{1}{3}$ de monoemagrecedor, 6 limpadores/anti-inchaços, 9 bebidas emagrecedoras, 1 alimento com sinal amarelo, 1 alimento com sinal vermelho, 2 brindes, ½ condimento

---

Dia 6 do plano de manutenção para os homens

Almoço: acrescente outra fatia de pão e mais ¼ de xícara de queijo cottage.

Lanche da tarde: acrescente outro ovo cozido e mais ½ xícara de bok choy salteado em 2 colheres de sopa de caldo de galinha ou vegetais de baixo sódio.

Total diário: 1.625 calorias, 236g de carboidratos, 39g de gorduras totais, 8g de gordura saturada, 95g de proteína, 32g de fibra, 2.231mg de sódio, 5 carboidratos emagrecedores, 6 ½ proteínas emagrecedoras, 1 $\frac{1}{3}$ de monoemagrecedor, 7 limpadores/anti-inchaços, 9 bebidas emagrecedoras, 1 alimento com sinal amarelo, 1 alimento com sinal vermelho, 3 brindes, ½ condimento

---

Dia 7 do plano de manutenção para as mulheres

Café da manhã

1 xícara de cereal matinal de grãos variados ou granola (1 ½ carboidrato emagrecedor)

1 xícara de leite desnatado (1 proteína emagrecedora)

4 damascos picados (1 limpador/anti-inchaço)

2 xícaras de chá verde (2 bebidas emagrecedoras)

Almoço

2 fatias de pão integral (2 carboidratos emagrecedores)

115g de peito de peru fatiado (2 proteínas emagrecedoras)

2 folhas de alface, 2 fatias de tomate (½ limpador/anti-inchaço)

2 colheres de chá de mostarda (½ condimento)

1 xícara de talos de aipo (1 limpador/anti-inchaço)

1 xícara de tomate-cereja (1 limpador/anti-inchaço)

1 xícara de chá verde, 1 copo de água (2 bebidas emagrecedoras)

Lanche da tarde

1 maçã (1 limpador/anti-inchaço)

3 colheres de chá de manteiga de amendoim natural (1 monoemagrecedor)

2 copos de água (2 bebidas emagrecedoras)

Jantar

60g de peito de frango sem pele, desossado

1 colher de sopa de molho barbecue (½ condimento)

2 xícaras de brócolis e couve-flor cozidos no vapor (2 limpadores/inchaços)

¼ de xícara de arroz selvagem (½ carboidrato emagrecedor)

2 copos de água (2 bebidas emagrecedoras)

Lanche pós-jantar (pelo menos uma hora antes de ir para a cama)

8 Kisses da Hershey's (2 alimentos com sinal vermelho)

1 xícara de leite desnatado (1 proteína emagrecedora)

1 xícara de chá verde (1 bebida emagrecedora)

Total diário: 1.420 calorias, 169g de carboidratos, 118g de proteína, 30g de gorduras totais, 3g de gordura saturada, 39g de fibra, 2.114mg de sódio, 4 carboidratos emagrecedores, 5 proteínas emagrecedoras, 6 ½ limpadores/anti-inchaços, 1 monoemagrecedor, 1 condimento, 2 alimentos com sinal vermelho, 9 bebidas emagrecedoras

---

Dia 7 do plano de manutenção para os homens

Jantar: acrescente mais 90g de frango e mais ½ xícara de arroz selvagem

---

Total diário: 1.587 calorias, 186g de carboidratos, 31g de gorduras totais, 4g de gordura saturada, 138g de proteína, 42g de fibra, 2.150mg de sódio, 5 carboidratos emagrecedores, 6 ½ proteínas emagrecedoras, 6 ½ limpadores/anti-inchaços, 1 monoemagrecedor, 1 condimento, 2 alimentos com sinal vermelho, 9 bebidas emagrecedoras

---

Dia 8 do plano de manutenção para as mulheres

Café da manhã

1 minibagel integral (1 ½ carboidrato emagrecedor)

10 borrifos de spray de margarina light (1 brinde)

Omelete de clara de ovos (4 claras de ovos) preparada com spray culinário (1 proteína emagrecedora) com:

15g de queijo cheddar semidesnatado (½ proteína emagrecedora)

½ xícara de cada um destes ingredientes: espinafre, cogumelos fatiados, cenouras fatiadas (1 ½ limpador/anti-inchaço)

1 xícara de água, 1 xícara de chá verde (2 bebidas emagrecedoras)

Almoço
Espaguete ao molho de tomate e peru:

1 xícara de massa integral cozida (2 carboidratos emagrecedores)

90g de peito de peru moído (salteie com cebola e alho em spray culinário) (1 ½ proteína emagrecedora)

1 ¼ de xícara de molho de tomate com manjericão de baixo sódio (2 ½ limpadores/anti-inchaços)

1 xícara de brócolis cozidos no vapor misturados ao molho (½ condimento)

1 copo de água, 1 xícara de chá (2 bebidas emagrecedoras)

Lanche da tarde
30 pistaches (1 monoemagrecedor)

4 ameixas secas (1 limpador/anti-inchaço)

1 xícara de chá (1 bebida emagrecedora)

Jantar
Salada picada (4 limpadores/anti-inchaços) feita com:

2 xícaras de alface romana picada (2 limpadores/anti-inchaços)

½ xícara de vagens e aspargos picados (½ limpador/anti-inchaço)

½ xícara de cenoura e tomate picados (½ limpador/anti-inchaço)

30g de muçarela desnatada em tiras (1 proteína emagrecedora)

10 borrifos de molho vinagrete de vinho tinto ou similar (½ condimento)

Sopa tailandesa de abóbora (veja a receita na página 267) (1 carboidrato emagrecedor, 1 proteína emagrecedora, $\frac{1}{3}$ de monoemagrecedor)

1 biscoito de frutas

2 copos de água, 1 xícara de chá (3 bebidas emagrecedoras)

Lanche pós-jantar (pelo menos uma hora antes de ir para a cama)
1 sorvete de casquinha light (1 alimento com sinal vermelho)

1 xícara de chá (1 bebida emagrecedora)

> **Total diário:** 1.356 calorias, 209g de carboidratos, 28g de gorduras totais, 6g de gordura saturada, 95g de proteína, 38g de fibra, 1.479mg de sódio, 5 carboidratos emagrecedores (em vez de 1 alimento com sinal vermelho), 5 proteínas emagrecedoras, 1 1/3 de monoemagrecedor, 11 limpadores/anti-inchaços, 1 condimento, 9 bebidas emagrecedoras, 1 alimento com sinal vermelho

Dia 8 do plano de manutenção para os homens

Almoço: acrescente outra ½ xícara de massa integral e mais 90g de peito de peru moído

> **Total diário:** 1.547 calorias, 228g de carboidratos, 119g de proteína, 29g de gorduras totais, 6g de gordura saturada, 40g de fibra, 1.542mg de sódio, 6 carboidratos emagrecedores (em vez de 1 alimento com sinal vermelho), 6 ½ proteínas emagrecedoras, 1 1/3 de monoemagrecedor, 11 limpadores/anti-inchaços, 1 condimento, 9 bebidas emagrecedoras, 1 alimento com sinal vermelho

Dia 9 do plano de manutenção para as mulheres

Café da manhã
2 fatias de pão integral rico em fibras, de gordura reduzida (1 carboidrato emagrecedor)
½ xícara de ricota de semidesnatada (1 proteína emagrecedora)
¾ de xícara de abacaxi esmagado escorrido (1 limpador/anti-inchaço)
1 pacote de mistura para chocolate quente sem açúcar e sem gordura (1 condimento)
2 xícaras de chá verde (2 bebidas emagrecedoras)

Almoço

Atum com tomate seco e manjericão sobre camada de verduras:

90g de salada cremosa de atum com tomate seco e manjericão (veja a
receita na página 254) (1 ½ proteína emagrecedora, ½ monoemagrecedor, 1 limpador/anti-inchaço)

2 xícaras de verduras variadas (2 limpadores/anti-inchaços)

2 xícaras de pepino fatiado (2 limpadores/anti-inchaços)

2 biscoitos com queijo espalhado por cima: 1 Polenguinho light (1 proteína emagrecedora)

1 maçã (1 limpador/anti-inchaço)

1 xícara de pudim desnatado (1 alimento com sinal vermelho)

1 xícara de chá, 1 copo de água (2 bebidas emagrecedoras)

Lanche da tarde

1 pão árabe integral (1 carboidrato emagrecedor)

2 ½ colheres de sopa de homus (^{2}/$_3$ de monoemagrecedor)

1 xícara de minicenouras (1 limpador/anti-inchaço)

1 xícara de chá (1 bebida emagrecedora)

Jantar

Camarão ou tofu salteado:

90g de tofu firme (ou camarão) (1 ½ proteína emagrecedora)

1 dente de alho (ilimitado)

½ colher de chá de gengibre (ilimitado)

^{3}/$_8$ de colher de chá de pimenta vermelha em flocos (ilimitado)

Spray culinário (1 brinde)

Modo de preparo: salteie o alho, o gengibre e a pimenta vermelha em
spray culinário (1 brinde) e depois acrescente os vegetais e a proteína

½ xícara de ervilhas-tortas frescas, cenoura, brócolis e pimentão (2
limpadores/anti-inchaços)

1 colher de chá de suco de limão para temperar (ilimitado)

½ xícara de arroz integral (1 carboidrato emagrecedor)

2 copos de água (2 bebidas emagrecedoras)

Lanche pós-jantar (pelo menos uma hora antes de ir para a cama)
2 minichocolates da Hershey's (1 alimento com sinal vermelho)
1 xícara de chá (1 bebida emagrecedora)

Total diário: 1.339 calorias, 182g de carboidratos, 37g de gorduras totais, 12g de gordura saturada, 80g de proteína, 33g de fibra, 1.472mg de sódio, 4 carboidratos emagrecedores, 5 proteínas emagrecedoras, 1 $1/3$ de monoemagrecedor, 10 limpadores/anti-inchaços, 8 bebidas emagrecedoras, 2 alimentos com sinal vermelho, 1 condimento, 1 brinde

---

Dia 9 do plano de manutenção para os homens

Jantar: acrescente mais ½ xícara de arroz e 90g de tofu firme ou camarão

---

Total diário: 1.587 calorias, 215g de carboidratos, 95g de proteína, 45g de gorduras totais, 13g de gordura saturada, 35g de fibra, 1.494mg de sódio, 5 carboidratos emagrecedores, 6 ½ proteínas emagrecedoras, 1 $1/3$ de monoemagrecedor, 10 limpadores/anti-inchaços, 8 bebidas emagrecedoras, 2 alimentos com sinal vermelho, 1 condimento, 1 brinde

---

Dia 10 do plano de manutenção para as mulheres

Café da manhã
1 porção de aveia em flocos da Quaker ou ½ de aveia crua (1 ½ carboidrato emagrecedor)
½ xícara de claras de ovos (1 proteína emagrecedora), salteados com:
1 colher de sopa de azeite de oliva ($1/3$ de monoemagrecedor)

¼ de xícara de cada um destes ingredientes: cebola, cogumelos, pimentão e espinafre (1 limpador/anti-inchaço)

2 xícaras de chá verde (2 bebidas emagrecedoras)

Almoço

1 porção de frango ao queijo Asiago (2 proteínas emagrecedoras, 1 carboidrato emagrecedor, ½ limpador/anti-inchaço)

1 porção de minicouves-de-bruxelas (2 limpadores/anti-inchaços)

10 borrifos de spray de molho Caesar (opcional) (½ condimento)

1 pêssego (1 limpador/anti-inchaço)

1 copo de água, 1 xícara de chá verde (2 bebidas emagrecedoras)

Lanche da tarde

½ xícara de queijo cottage semidesnatado (1 proteína emagrecedora)

½ xícara de mirtilos, morangos ou amoras-pretas (1 limpador/anti--inchaço)

1 xícara de chá verde (1 bebida emagrecedora)

Jantar

Salmão caramelizado com molho tropical mexicano (veja a receita na página 218) (2 ½ proteínas emagrecedoras, 1 limpador/anti-inchaço)

Salada picada com molho vinagrete (veja a receita na página 270) (3 brindes)

2 xícaras de alface roxa e espinafre picados (2 limpadores/anti-inchaços)

½ xícara de cada um destes ingredientes picados: pepino, tomate e abobrinha (1 ½ limpador/anti-inchaço)

1 colher de chá de sementes de girassol ($\frac{1}{3}$ de monoemagrecedor)

1 pãozinho integral (1 carboidrato emagrecedor)

spray de margarina light para o pão (1 brinde)

2 copos de água (2 bebidas emagrecedoras)

Lanche pós-jantar (pelo menos uma hora antes de ir para a cama)

1 picolé com cobertura de baunilha light (1 alimento com sinal vermelho)

1 xícara de chá verde (1 bebida emagrecedora)

> **Total diário:** 1.459 calorias, 176g de carboidratos, 31g de gorduras totais, 7g de gordura saturada, 118g de proteína, 36g de fibra, 1.277mg de sódio, 3 ½ carboidratos emagrecedores, 6 ½ proteínas emagrecedoras (1 substituiu 1 alimento com sinal vermelho), $2/3$ de monoemagrecedor, 9 ½ limpadores/anti-inchaços, 8 bebidas emagrecedoras, 1 alimento com sinal vermelho, 4 brindes, ½ condimento

Dia 10 do plano de manutenção para os homens

Café da manhã: acrescente mais ¾ de xícara de claras de ovos

Jantar: acrescente um segundo pãozinho

> **Total diário:** 1.459 calorias, 176g de carboidratos, 31g de gorduras totais, 7g de gordura saturada, 118g de proteína, 36g de fibra, 1.277mg de sódio, 4 ½ carboidratos emagrecedores, 8 proteínas emagrecedoras (1 substituiu 1 alimento com sinal vermelho), $2/3$ monoemagrecedor, 9 ½ limpadores/anti-inchaços, 8 bebidas emagrecedoras, 1 alimento com sinal vermelho, 4 brindes, ½ condimento

Dia 11 do plano de manutenção para as mulheres

Café da manhã
Smoothie de banana, morango e mirtilo das Gêmeas da Nutrição (veja a receita na página 251) (2 limpadores/anti-inchaços, 1 proteína emagrecedora)
1 copo de água, 1 xícara de chá verde (2 bebidas emagrecedoras)

Almoço

1 abóbora Spaghetti pequena (ver receita a seguir) (2 limpadores/anti-inchaços)

¾ de xícara de molho vegetariano para espaguete (veja a receita na página 269) (1 carboidrato emagrecedor) ou use ½ xícara de molho de tomate em pedaços com cogumelos e alho

1 colher de sopa de parmesão ralado (½ condimento)

90g de peito de frango assado ou grelhado (mergulhe em molho de tomate extra para dar sabor) (1 ½ proteína emagrecedora)

Modo de preparo: fure a abóbora Spaghetti em vários pontos com a ponta de uma faca. Leve ao micro-ondas por 15-18 minutos em temperatura alta ou asse no forno até ficar macia ao ser espetada com um garfo. Deixe esfriar por 10 minutos. Passe um garfo pela polpa para separá-la em tiras finas e cubra com molho de tomate e queijo parmesão.

2 copos de água (2 bebidas emagrecedoras)

Lanche da tarde

1 xícara de pipoca com canela (veja a receita na página 245) (1 carboidrato emagrecedor)

90g de iogurte grego com 0% de gordura (½ proteína emagrecedora)

1 xícara de chá verde (1 bebida emagrecedora)

Jantar

Salada da colheita com carne de porco (veja a receita na página 256) (2 proteínas emagrecedoras, 2 limpadores/anti-inchaços)

1 ½ xícara de vegetais variados cozidos no vapor: brócolis, abóbora e cenoura (1 ½ limpador/anti-inchaço), salteados com:

3 colheres de chá de azeite de oliva e alho misturados com o suco de um limão (1 monoemagrecedor)

1 xícara de arroz selvagem (1 carboidrato emagrecedor)

1 copo de água, 1 xícara de chá verde (2 bebidas emagrecedoras)

Lanche pós-jantar (pelo menos uma hora antes de ir para a cama)

1 saco de 40g de salgadinhos de soja (2 alimentos com sinal vermelho)

1 xícara de chá verde (1 bebida emagrecedora)

Total diário: 1.414 calorias, 187g de carboidratos, 86g de proteína, 49g de gorduras totais, 9g de gordura saturada, 32g de fibra, 1.365mg de sódio, 3 carboidratos emagrecedores, 5 proteínas emagrecedoras, 1 monoemagrecedor, 7 ½ limpadores/anti-inchaços (1 substitui 1 carboidrato emagrecedor), 8 bebidas emagrecedoras, 2 alimentos com sinal vermelho, ½ condimento

---

Dia 11 do plano de manutenção para os homens

Almoço: acrescente mais 90g de frango grelhado.

Jantar: acrescente outra ½ xícara de arroz selvagem.

Total diário: 1.630 calorias, 204g de carboidratos, 115g de proteína, 53g de gorduras totais, 10g de gordura saturada, 32g de fibra, 1.430mg de sódio, 4 carboidratos emagrecedores, 6 ½ proteínas emagrecedoras, 1 monoemagrecedor, 7 ½ limpadores/anti-inchaços (1 substitui 1 carboidrato emagrecedor), 8 bebidas emagrecedoras, 2 alimentos com sinal vermelho, ½ condimento

---

Dia 12 do plano de manutenção para as mulheres

Café da manhã

Waffle integral com frutas vermelhas (1 carboidrato emagrecedor)

1 colher de sopa de calda doce sem açúcar (2 brindes)

½ xícara de mirtilos, morangos ou outra fruta silvestre (1 limpador/anti-inchaço)

170g de iogurte de morango semidesnatado (½ proteína emagrecedora)

1 copo de água, 1 xícara de chá (2 bebidas emagrecedoras)

Almoço
Sanduíche de salada de ovo feito com:

1 pão árabe integral (1 ½ carboidrato emagrecedor)

1 ovo cozido amassado (1 proteína emagrecedora)

1 cebolinha picada (½ limpador/anti-inchaço)

2 colheres de chá de maionese livre de gordura (¼ de condimento)

½ xícara de vagem cozida no vapor (1 limpador/anti-inchaço)

½ xícara de cenoura cozida (1 limpador/anti-inchaço)

$^1/_3$ de xícara de sorvete de baunilha (1 alimento com sinal vermelho)

1 copo de água, 1 xícara de chá verde (2 bebidas emagrecedoras)

Lanche da tarde
Maçã com manteiga de amendoim feita com:

1 maçã (1 limpador/anti-inchaço) mergulhada em:

1 colher de sopa de manteiga de amendoim natural (1 monoemagrecedor)

1 chocolate quente diet enriquecido com cálcio (1 condimento)

2 xícaras de chá (2 bebidas emagrecedoras)

Jantar
Salada feita com:

2 xícaras de alface romana picada (2 limpadores/anti-inchaços)

½ xícara de pepino picado (1 limpador/anti-inchaço)

½ xícara de tomates picados (1 limpador/anti-inchaço)

Vinagre balsâmico a gosto (ilimitado)

Orégano (ilimitado)

Pimenta (ilimitada)

Limão (ilimitado)

90g de bife de contrafilé grelhado (2 proteínas emagrecedoras)

1 batata de 45g (pequena) assada com limão e pimenta (1 carboidrato emagrecedor)

1 xícara de espinafre, brócolis e/ou couve-flor cozidos no vapor com 2 dentes de alho (2 limpadores/anti-inchaços)

2 copos de água (2 bebidas emagrecedoras)

Lanche pós-jantar (pelo menos uma hora antes de ir para a cama)

1 ½ xícara de pipoca de micro-ondas polvilhada com canela e com 20 borrifos de spray de margarina light (½ carboidrato emagrecedor, 1 brinde)

20g de chocolate amargo em barra (1 alimento com sinal vermelho)

2 xícaras de chá (2 bebidas emagrecedoras)

Total diário: 1.409 calorias, 199g de carboidratos, 42g de gorduras totais, 15g de gordura saturada, 73g de proteína, 32g de fibra, 1.134mg de sódio, 4 carboidratos emagrecedores, 4 ½ proteínas emagrecedoras, 1 monoemagrecedor, 10 ½ limpadores/anti-inchaços, 1 ¼ de condimento, 10 bebidas emagrecedoras, 2 alimentos com sinal vermelho, 3 brindes

---

Dia 12 do plano de manutenção para os homens

Café da manhã: coma um waffle extra.

Jantar: acrescente mais 50g de carne.

Total diário: 1.592 calorias, 215g de carboidratos, 92g de proteína, 47g de gorduras totais, 16g de gordura saturada, 33g de fibra, 1.329mg de sódio, 5 carboidratos emagrecedores, 6 proteínas emagrecedoras, 1 monoemagrecedor, 10 ½ limpadores/anti-inchaços, 1 ¼ de condimento, 10 bebidas emagrecedoras, 2 alimentos com sinal vermelho, 3 brindes

---

Dia 13 do plano de manutenção para as mulheres

Café da manhã
½ porção de batatas supertemperadas (veja a receita na página 259)
(¾ de carboidrato emagrecedor)
Omelete vegetariana feita com:
½ xícara de cada um destes ingredientes picados: cebola, espinafre e
cogumelos (1 ½ limpador/anti-inchaço)
Spray culinário (1 brinde)
4 claras de ovos (1 proteína emagrecedora)
½ toranja grande (1 limpador/anti-inchaço)
1 copo de água, 1 xícara de chá (2 bebidas emagrecedoras)

Almoço
Burrito de feijão feito com:
1 wrap integral ou pão árabe integral (2 carboidratos emagrecedores)]
$^1/_3$ de xícara de feijões refritos sem gordura (1 alimento com sinal amarelo)
2 colheres de sopa de muçarela desnatada em tiras (½ proteína emagrecedora)
1 ½ xícara de pimentão vermelho, pimentão verde e cebola cozidos (3
limpadores/anti-inchaços), salteados com 1 colher de chá de azeite
de oliva ($^1/_3$ de monoemagrecedor)
1 copo de água, 1 xícara de chá verde (2 bebidas emagrecedoras)

Lanche da tarde
4 ameixas secas (1 limpador/anti-inchaço)
170g de iogurte grego com 0% de gordura (1 proteína emagrecedora)
1 xícara de chá verde (1 proteína emagrecedora)

Jantar
Frango com feijão-branco e alecrim (veja a receita na página 238) (2
proteínas emagrecedoras, 1 ¼ de carboidrato emagrecedor, 1 condimento, ½ limpador/anti-inchaço)
1 ½ xícara de brócolis, cenoura e couve-flor cozidos no vapor (3 limpa-
dores/anti-inchaços)

1 picolé de pêssego e creme (veja a receita na página 243) (½ limpador/ anti-inchaço, ¼ de proteína emagrecedora)
2 copos de água (2 bebidas emagrecedoras)

Lanche pós-jantar (pelo menos uma hora antes de ir para a cama)
4 colheres de chá de amêndoas em lascas ($^2/_3$ monoemagrecedor)
4 Kisses da Hershey's (1 alimento com sinal vermelho)
1 xícara de chá verde (1 bebida emagrecedora)

Total diário: 1.440 calorias, 206g de carboidratos, 95g de proteína, 30g de gorduras totais, 8g de gordura saturada, 38g de fibra, 1.545mg de sódio, 4 carboidratos emagrecedores, 4 ½ proteínas emagrecedoras, 10 ½ limpadores/anti-inchaços, 1 monoemagrecedor, 8 bebidas emagrecedoras, 1 alimento com sinal amarelo, 1 alimento com sinal vermelho (½ proteína extra em vez de outro alimento com sinal vermelho), 1 condimento, 1 brinde

---

Dia 13 do plano de manutenção para os homens

Café da manhã: acrescente 4 claras de ovos extras e ½ porção de batata a mais.
Almoço: acrescente mais 2 colheres de sopa de queijo 0% de gordura em tiras

---

Total diário: 1.617 calorias, 224g de carboidratos, 31g de gorduras totais, 8g de gordura saturada, 122g de proteína, 40g de fibra, 1.849mg de sódio, 4 ¾ de carboidratos emagrecedores, 6 proteínas emagrecedoras, 10 ½ limpadores/anti-inchaços, 1 monoemagrecedor, 8 bebidas emagrecedoras, 1 alimento com sinal amarelo, 1 alimento com sinal vermelho (½ proteína extra em vez de outro alimento com sinal vermelho), 1 condimento, 1 brinde

Dia 14 do plano de manutenção para as mulheres

Café da manhã

Frittata de abobrinha e tomate (veja a receita na página 252) (1 ¼ de proteína emagrecedora, ½ limpador/anti-inchaço)

1 muffin inglês integral ou brioche integral (1 ½ carboidrato emagrecedor)

10 borrifos de spray de margarina light (1 brinde)

1 copo de água, 1 xícara de chá verde (2 bebidas emagrecedoras)

Almoço

1 hambúrguer vegetariano com feijão-preto apimentado (1 proteína emagrecedora)

15g de queijo cheddar 0% de gordura (½ proteína emagrecedora)

Várias folhas de alface para formar uma cama para o hambúrguer vegetal (¼ de limpador/anti-inchaço)

¾ de xícara de milho fresco (1 carboidrato emagrecedor)

1 xícara de salada de repolho feita com:

1 xícara de repolho rasgado em tiras (1 limpador/anti-inchaço)

1 colher de chá de sementes de cominho (ilimitadas)

1 colher de sopa de maionese livre de gordura (½ condimento)

1 xícara de minicenouras (1 limpador/anti-inchaço)

2 copos de água mineral gasosa (2 bebidas emagrecedoras)

Lanche da tarde

Laranja (1 limpador/anti-inchaço)

170g de iogurte natural desnatado ou qualquer iogurte light livre de gordura (1 proteína emagrecedora)

15 pistaches (½ monoemagrecedor)

1 xícara de chá verde (1 bebida emagrecedora)

Jantar
Salada picada feita com:

½ xícara de cada um destes ingredientes picados: tomate, alface romana, pepino, abobrinha e cenoura (2 ½ limpadores/anti-inchaços)

1 ½ colher de chá de azeite de oliva e vinagre a gosto (½ monoemagrecedor)

Penne de frango cremoso (veja a receita na página 219)

(1 ½ carboidrato emagrecedor, 1 ½ proteína emagrecedora, ½ limpa-
dor/anti-inchaço)

2 copos de água (2 bebidas emagrecedoras)

Lanche pós-jantar (pelo menos uma hora antes de ir para a cama)

1 pêssego picado (1 limpador/anti-inchaço) misturado em:

1 xícara de iogurte desnatado (2 alimentos com sinal vermelho)

1 copo de chá verde (1 bebida emagrecedora)

Total diário: 1.431 calorias, 214g de carboidratos, 34g de gorduras totais, 6g de gordura saturada, 78g de proteína, 27g de fibra, 1.621mg de
sódio, 4 carboidratos emagrecedores, 5 ¼ de proteínas emagrecedoras,
1 monoemagrecedor, 7 ¾ de limpadores/anti-inchaços, 8 bebidas emagrecedoras, 2 alimentos com sinal vermelho, ½ condimento, 1 brinde

---

Dia 14 do plano de manutenção para os homens

Almoço: acrescente ¾ de xícara extra de milho fresco.

Jantar: acrescente mais 90g de penne cremoso de frango.

Total diário: 1.644 calorias, 236g de carboidratos, 102g de proteína, 37g
de gorduras totais, 7g de gordura saturada, 31g de fibra, 1.689mg de
sódio, 5 carboidratos emagrecedores, 6 ¾ de proteínas emagrecedoras,
1 monoemagrecedor, 7 ¾ de limpadores/anti-inchaços, 8 bebidas emagrecedoras, 2 alimentos com sinal vermelho, ½ condimento, 1 brinde

CAPÍTULO 8

Alimentos com sinal vermelho: causadores de constipação, causadores de inchaço, engordativos e causadores de flacidez

Neste capítulo vamos lhe fornecer detalhes sobre os alimentos com sinal vermelho — os maiores sabotadores do emagrecimento e obstáculos à dieta. Embora você os tenha evitado no pontapé inicial, o plano de manutenção lhe permite 2 porções pequenas por dia.

Uma porção de alimento com sinal vermelho geralmente equivale a 100 calorias. Contudo, alguns causam muito inchaço, com 600mg de sódio ou mais por porção, por isso 1 unidade deles contará como seus dois alimentos com sinal vermelho do dia.

Embora tenhamos agrupado os alimentos com sinal vermelho em quatro categorias — causadores de constipação, causadores de inchaço, engordativos e causadores de flacidez —, muitos se encaixam em mais de uma categoria. Sabendo quais alimentos o incham, causam flacidez ou constipação, você conhecerá melhor seu corpo e aprenderá como fazê-lo parecer e se sentir o melhor possível. Por exemplo, se souber que tende a ficar constipado, evite escolher causadores de constipação como seus alimentos com sinal vermelho. Por outro lado, se, por exemplo, tender a ficar com as mãos ou os tornozelos inchados ou o estômago distendido após ingerir um alimento salgado como molho de soja, evite escolher causadores de inchaço como seus alimentos com sinal vermelho. Assim, você poderá usar a tabela a seguir a seu favor.

Alimentos com sinal vermelho	Onde você os encontra	Por que fazem mal ao seu corpo
Causadores de constipação	Alimentos pobres em fibras e líquidos e ricos em gordura e/ou farinha refinada, como pão branco, cortes gordurosos de carne vermelha e queijo comum	Causam prisão de ventre e resultam em um ganho quase instantâneo de peso
Causadores de inchaço	Alimentos e condimentos muito salgados como picles, pretzels e frios, e bebidas como as alcoólicas. Alimentos açucarados como balas de goma também causam retenção de água e inchaço	Alimentos retentores de líquidos que criam uma barriga inchada e distendida; eles levam à toxicidade salina e a um corpo maior, prematuramente envelhecido e danificado
Engordativos	Alimentos ricos em gorduras saturadas ou trans que causam entupimento arterial e envelhecimento, como sorvete, leite integral e manteiga	Tipicamente não são ricos em sal, mas aumentam a cintura porque contêm muita gordura, que engorda e causa envelhecimento precoce
Causadores de flacidez	Os piores dos piores — são duplamente prejudiciais: alimentos ricos em sal e gordura que entope artérias, como batata frita, produtos assados e quase todos os tipos de fast-food	Contribuem para um corpo flácido e têm um impacto negativo em quase todos os aspectos da saúde

Como mencionamos, na fase de manutenção você poderá ingerir dois alimentos com sinal vermelho por dia — o truque é manter os tamanhos das porções pequenos para que qualquer dano que causem seja mínimo e facilmente equilibrado pelos alimentos com sinal verde neste plano.

Em casos extraordinários — como o de alguns tipos de fast-food com mais gordura e sódio do que você ingeriria em um dia —, limite sua porção a 300 calorias, o que significa não comer a coisa toda. Além disso, você só poderá ingerir um alimento tão prejudicial uma vez por semana. Você o contará como seus 2 alimentos com sinal vermelho e 1 alimento com sinal amarelo. Alguns pratos congelados também têm muitas calorias (bem mais de 300), e você também não poderá comê-los inteiros. De alguns tipos de fast-food, terá de comer menos da metade.

A Tabela 5 apresenta os alimentos com sinal vermelho e suas qualificações. A maioria das porções está relacionada como 100 calorias e conta como 1 alimento com sinal vermelho.

TABELA 5: QUALIFICAÇÕES DOS ALIMENTOS COM SINAL VERMELHO

Alimentos	Se seu alimento possui *qualquer uma* destas qualificações é um alimento com sinal vermelho	Porções de alimentos com sinal vermelho
Pão Limite-se a ≤ 120 calorias por porção (feito com grãos integrais ou refinados)	≥ 400mg de sódio por porção *ou* ≤ 2g de fibra	1 alimento com sinal vermelho 1 alimento com sinal vermelho
Cereais Limite-se a ≤ 120 calorias por porção (feitos com grãos integrais ou refinados)	≥ 400mg de sódio por porção *ou* cereais frios ≤ 5g de fibra *ou* cereais quentes ≤ 3g de fibra *ou* ≥ 8g de açúcar	1 alimento com sinal vermelho 1 alimento com sinal vermelho 1 alimento com sinal vermelho 1 alimento com sinal vermelho

Alimentos	Se seu alimento possui *qualquer uma* destas qualificações é um alimento com sinal vermelho	Porções de alimentos com sinal vermelho
Vegetais amiláceos frescos ou enlatados, molho de tomate, legumes (feijões) (50-100 calorias) (Lave todos os feijões e vegetais)	600-800mg de sódio por porção	2 alimentos com sinal vermelho
Queijos, leite (e leite de soja) e outros laticínios: integrais e de gordura reduzida, *não* semidesnatados ou desnatados (limite a 100 calorias, geralmente 30g para o queijo)	≥ 3g de gordura por porção *ou* ≥ 1g de gordura saturada *ou* logurte ≥ 30g de açúcar adicionado	1 alimento com sinal vermelho 1 alimento com sinal vermelho 1 alimento com sinal vermelho
Carne, ovos	≥ 140mg de sódio em único ingrediente cru por porção de 60g	1 alimento com sinal vermelho
Aves e peixes enlatados	600-800mg por porção de 60g	2 alimentos com sinal vermelho
Frios	Por porção de 60g: 600-800mg de sódio *ou* ≥ 3g de gordura	2 alimentos com sinal vermelho 1 alimento com sinal vermelho
Gorduras, óleos, pastas: manteiga, margarina, margarina culinária, azeite de dendê (Limite a 100 calorias)	≥ 140mg de sódio por porção *ou* ≥ 1g de gordura saturada e trans combinadas	1 alimento com sinal vermelho 1 alimento com sinal vermelho
Sementes, *mixed nuts*, manteigas de amêndoas salgadas e azeitonas (limite a porções de 100 calorias, 100 calorias = aproximadamente 11 castanhas; 18 azeitonas pequenas ou 9 grandes)	*Mixed nuts* salgadas e azeitonas ≥ 600mg de sódio por porção	2 alimentos com sinal vermelho

Alimentos	Se seu alimento possui *qualquer uma* destas qualificações é um alimento com sinal vermelho	Porções de alimentos com sinal vermelho
Vegetais, frutas e molho de tomate não amiláceo frescos e em lata (menos de 50 calorias)	600-800mg de sódio por porção *ou* frutas enlatadas em calda	2 alimentos com sinal vermelho
Condimentos		
Álcool		1 alimento com sinal vermelho
Doces (limite a 100 calorias): balas de goma, balas de anis		1 alimento com sinal vermelho
Bebidas	$\geq$ 60mg de sódio por porção	2 alimentos com sinal vermelho
Alimentos de conveniência: sanduíches, carnes prontas, sopas, pratos principais, refeições incluindo pratos congelados e lanches como pretzels	600-800mg de sódio $\leq$ 200 calorias, especialmente ruim se $\geq$ 2g de gordura saturada *ou* < 3g de fibra	2 alimentos com sinal vermelho
	800-1000mg de sódio $\leq$ 200 calorias, especialmente ruim se $\geq$ 2g de gordura saturada *ou* < 3g de fibra	2 alimentos com sinal vermelho e 1 alimento com sinal amarelo
	600-800mg de sódio 220-300 calorias (máximo de 300 calorias)	2 alimentos com sinal vermelho e 1 alimento com sinal amarelo
	800-1.000mg de sódio 220-300 calorias (máximo de 300 calorias)	2 alimentos com sinal vermelho e 1 alimento com sinal amarelo, limite a uma vez por semana

Agora que você conhece os princípios básicos dos causadores de constipação, causadores de inchaço, causadores de flacidez e engordativos, nós lhe forneceremos mais detalhes para que você possa ajustar sua dieta e se manter em ótima forma.

 ## Os fundamentos dos causadores de constipação

Os causadores de constipação são alimentos processados, como mingau de trigo e pão branco — não são feitos de grãos integrais e não possuem nutrientes ou fibras. Queijos e outros laticínios comuns também são considerados causadores de constipação, porque levam à prisão de ventre e contribuem para o ganho de peso. Além de fazer você parecer e se sentir inchado, a prisão de ventre o deixa totalmente desconfortável. E, quando seu intestino não funciona bem, o alimento permanece em seu cólon sem ser eliminado, motivo pelo qual os causadores de constipação podem promover um ganho de peso quase instantâneo.

Na maioria das vezes, os causadores de constipação também se encaixam em outra categoria de alimentos com sinal vermelho, por isso são proibidos no pontapé inicial. No plano de manutenção, alguns são permitidos. Quando você ingere um causador de constipação, deve combater o dano com alimentos fibrosos, como morango, espinafre ou farinha de aveia (limpadores ou carboidratos emagrecedores), que evitam a prisão de ventre. Sua causa mais comum? Uma dieta pobre em fibras e líquidos e rica em gordura.

OS CAUSADORES DE CONSTIPAÇÃO MAIS COMUNS

- Pão branco
- Alimentos refinados: todos os alimentos feitos com farinha branca, como cereais, tortilhas e massas não integrais

---

- Açúcar e alimentos açucarados
- Queijo (o queijo comum, não light) é um alimento com sinal vermelho e deve ser evitado, mas os queijos semidesnatados e 0% de gordura, apesar de causarem um pouco de prisão de ventre, são emagrecedores
- Alimentos altamente calóricos e com baixo teor de fibra, como sorvete e manteiga
- Carnes muito gordurosas, como bacon, salames, cordeiro, costela etc.
- Lanches processados com baixo teor de fibra, como salgadinhos e pizza
- Pratos congelados com baixo teor de fibra
- Purê de batata instantâneo
- Suplementos de ferro (consulte seu médico ou nutricionista se precisar tomá-los e tiver tendência à prisão de ventre)
- Suplementos de cálcio sem adição de magnésio
- Insuficiência de água ou outros líquidos
- Estilo de vida sedentário
- Laxantes (Surpreendentemente, embora ajudem a combater a prisão de ventre, frequentemente fazem mais mal do que bem. É fácil se viciar neles, e eles matam bactérias intestinais boas e necessárias, reduzindo a absorção de nutrientes e vitaminas e minerais importantes.)

 ## Os fundamentos dos causadores de inchaços

Causadores de inchaços ricos em sal incluem caldos de galinha e de vegetais, sopa de missô ou salteados ao molho Teriyaki. Eles imediatamente criam uma barriga inchada e distendida, levam à toxicidade salina e a um corpo maior, prematuramente envelhecido e danificado.

Mesmo se você for magro, esse alimentos podem fazer suas roupas parecerem justas e você sentir como se tivesse uma camada de gordura sob a pele. Em geral, os causadores de inchaço são pobres em gordura, mas ricos em sódio, contendo 100mg ou mais por porção. Você descobrirá que muitos causadores de inchaço contam como seus dois alimentos com sinal vermelho do dia, porque contêm mais de 600mg de sódio.

Você sempre deve consumir pelo menos um anti-inchaço ao ingerir um causador de inchaço. Torne um hábito sempre verificar as informações nutricionais (veja o Capítulo 4) de todos os causadores de inchaço, para tentar evitar os que se qualificam como 2 alimentos com sinal vermelho.

A seguir lhe diremos por que alguns alimentos inesperados são causadores de inchaço — assim você saberá como ficar atento a eles e escolher os menos prejudiciais. Se você frequentemente ingere um desses alimentos, ao seguir nosso plano e reduzi-los, verá seu corpo passar por uma incrível transformação.

Lombo canadense

Na verdade, o lombo canadense é uma carne magra, mas repleta de sódio. Contudo, é muito melhor do que o bacon comum. Limite-se à porção de 60g e verifique as informações nutricionais no rótulo. Marcas diferentes podem variar em mais de 100mg de sódio por porção.

Feijões enlatados

Embora os feijões sejam excelentes para você, se não lavar os enlatados para retirar o sal extra, certamente consumirá um causador de inchaço, acrescentando 600mg extras ou mais de sódio ao seu dia — e isso em uma porção de apenas ½ xícara. Evite feijões com carne de porco ou bacon e feijões refritos, exceto os refritos livres de gordura e de baixa gordura. Lembre-se de ler os rótulos. Você ficará surpreso em descobrir que entre duas marcas diferentes de feijões refritos pode haver grande diferença no conteúdo de sódio (460mg *versus* 570mg).

Atum e outros peixes enlatados, frutos do mar

Todos os peixes começam como proteínas emagrecedoras, mas quando são secos, fritos, enlatados em óleo ou temperados, o sódio (ou a gordura) se torna prejudicial. Cuidado com as tiras de peixe em molho picante — é um grande causador de inchaço, com 860mg de sódio em apenas 90g; você terá de contá-lo como suas 2 porções diárias de alimento com sinal amarelo e sinal vermelho. Nota: sempre escolha peixe enlatado em água; o enlatado em óleo é muito calórico, porque absorve o óleo extra.

Cereais matinais

Geralmente cereais refinados e processados como os de flocos de arroz, flocos de milho ou cereais inflados são causadores de inchaço. Podem ser pobres em açúcar, mas são ricos em sal. Por não serem refinados, não contêm fibras e são de rápida digestão. Você poderá ficar com fome uma ou duas horas após ingeri-los. Mas esse será o menor de seus problemas — também poderá se sentir bastante inchado devido ao excesso de sal que eles contêm (mais de 400mg de sódio por porção). E é provável que essa falta de fibras lhe cause prisão de ventre. Um cereal causador de inchaço também será um causador de flacidez se tiver mais de 140 calorias e 3g de gordura por porção. Prefira cereais como farinha de aveia, cereais com grãos variados, com aveia moída ou granola.

Frango

Se seu frango cru teve sódio injetado (estará escrito "sódio" no rótulo), é um causador de inchaço. Encontre uma opção melhor, como peito de frango fresco moído ou peito de frango sem pele.

Pães brancos e refinados, pães árabes, wraps

Surpreendentemente, esses grãos processados contêm tanto — se não mais — sódio quanto muitos salgadinhos e lanches. Por exemplo, há opções muito melhores, como pão 100% integral, multigrãos ou integral com mel.

TRUQUES DE MOLHOS PARA SALADA

Ao pôr molho em sua salada, use uma colher de medir até ser capaz de calcular de olho porções de 1 e 2 colheres de sopa. Melhor ainda, tente um destes truques:

- Mantenha seu molho à parte e mergulhe seu garfo nele antes de cravá-lo em cada pedaço de salada. Você obterá um ótimo sabor com menos calorias e sódio.
- Afine molho grosso para salada com um pouco de água ou leite desnatado para diluir as calorias e o sal.
- Ponha seu molho em um frasco com spray e borrife-o em sua salada. Você ainda obterá sabor com o mínimo de gordura e calorias.

Alguns dos melhores molhos são aqueles feitos por você mesmo. Experimente misturar algumas colheres de sopa de vinagre balsâmico com uma colher de chá de azeite de oliva frutado. Você também pode acrescentar limão ou alho.

Molhos para salada

Se um molho contém mais de 240mg de sódio por porção, é um causador de inchaço. (E se é cremoso, como molho de queijo azul ou Ranch, rico em gordura saturada entupidora de artérias, provavelmente, também é um causador de flacidez.) Limite suas porções de molho com sinal vermelho a 100 calorias. Lembre-se de que, no plano de manutenção, você pode contar qualquer molho como 1 condimento se limitá-lo a uma quantidade com menos de 60 calorias e 240mg de sódio.

Alimentos açucarados

Embora os alimentos açucarados não contenham, necessariamente, sódio, causam inchaço. Como o sal, o açúcar atrai água para diluí-lo. Os alimentos açucarados contêm bem poucos nutrientes, quando contêm. Em vez disso, geralmente são causadores de prisão de ventre, ricos em calorias e, com frequência, também em gordura.

AS GULOSEIMAS MAIS MAGRAS

Embora as guloseimas não sejam saudáveis, todos deveriam poder comê-las de vez em quando. Em última análise, elas o ajudam a evitar o sentimento de privação e a se manter no caminho certo. Você ainda pode comê-las no plano de manutenção: é só fazer escolhas inteligentes. Conte o item como 1 de suas porções de 100 calorias de alimentos com sinal vermelho. Eis uma lista de nossas guloseimas magras favoritas. As que não vêm em embalagens individuais estão relacionadas com o tamanho de sua porção de 100 calorias.

- Sanduíches de sorvete, casquinhas e picolés naturais e diet
- 4 Kisses da Hershey's

- ½ xícara de frozen iogurte/sorvete desnatado
- 2 minichocolates da Hershey's
- 1 a 2 chocolates com menta da Hershey's
- 1 xícara de pudim desnatado
- 1 fatia pequena de pão de ló (30g)
- Salgadinhos de soja (saco com porção individual)
- Batata chips assada (30g, 11 salgadinhos)
- Chips de soja sabor maçã e canela (½ saco de 10g)
- Pretzels de 7 grãos integrais (30g)
- Minicookies naturais (4 biscoitos)
- Minicookies de aveia (4 biscoitos)

DICA DAS GÊMEAS

Você sabia? Quarenta e cinco gramas de chocolate Kisses da Hershey's (9 unidades) têm 230 calorias e 13g de gordura, enquanto a mesma quantidade de tâmaras frescas (5 unidades) com cacau em pó tem apenas 125 calorias e menos de 1g de gordura.

Condimentos

Se seu condimento favorito for um alimento com sinal vermelho, não entre em pânico. Temos uma boa notícia. Você não terá de contá-lo como um causador de inchaço se ingerir uma pequena quantidade dele. Por exemplo, embora 2 colheres de sopa de ketchup tenham 380mg de sódio e contem como 1 causador de inchaço, você pode comer 2 colheres de chá de ketchup (apenas 125mg de sódio) e contá-lo como 1 condimento. Isso significa economizar 1 porção de causador de inchaço. Outra boa notícia: alguns condimentos têm equivalentes de baixa caloria e baixo sódio. Há mostarda de baixo sódio como os tipos "especiais", com semente de mostarda e pimenta moídas grossas, ketchup de baixo sódio como o sem sal da Heinz e até mesmo molho picante como tabasco ou similares com baixo teor de sódio.

Confira outros condimentos de baixo sódio e o tamanho de suas porções nos alimentos do plano de manutenção nas páginas 125.

MELHORES ESCOLHAS DE CONDIMENTOS

- Vinagre balsâmico. Duas colheres de chá têm 14 calorias, 0g de gordura e 2mg de sódio. (Você nem mesmo tem de contá-lo como 1 brinde!)
- Mostarda. Uma colher de chá tem 10 calorias, 0g de gordura e 100mg de sódio.
- Relish de picles. Uma colher de sopa tem 21 calorias, 0g de gordura e 109mg de sódio.
- Raiz-forte. Duas colheres de chá têm 4 calorias, 0g de gordura e 10mg de sódio.
- Maionese light de baixo sódio. Meia colher de sopa tem, aproximadamente, 19 calorias, 1,3g de gordura e 27mg de sódio.
- Limão. O suco de ½ limão tem 8 calorias, 9g de gordura e 1mg de sódio. (Você nem mesmo tem de contá-lo como 1 brinde!)

Não está vendo seu condimento favorito na lista? Verifique em seu rótulo de informações nutricionais se contém menos de 240mg de sódio por porção. Lembre-se de que, como com seus molhos para salada, você pode tornar qualquer condimento um alimento com sinal verde [ou aceitável no plano de manutenção] se ajustar a porção para cumprir as diretrizes de calorias (menos de 60) e sódio (menos de 240mg).

Bebidas alcoólicas

Embora o álcool seja pobre em sal, é um autêntico causador de inchaço. A cerveja, especialmente, causa flatulência e distensão estomacal. Todas as bebidas alcoólicas causam bolsas sob os olhos. Use seu diário alimentar para registrar como seu estômago (e seu rosto) reage ao álcool. O álcool não só é rico em calorias, o que claramente contribui para o ganho de peso (tem 7 calorias por grama, quase a mesma densidade calórica da gordura, que tem 9 calorias por grama), como também não satisfaz o apetite, por isso é fácil você ingerir muitas calorias sem se dar conta disso. Pior ainda, o álcool aumenta sua fome e diminui suas inibições, por isso você come mais enquanto está adquirindo as calorias em excesso da bebida. Sim, o álcool causa ganho de gordura em toda parte e, na maioria das pessoas, mais notavelmente na área abdominal.

Além disso, o corpo não tem capacidade de armazenagem de álcool, como tem de carboidratos e gorduras. E como não foi criado para metabolizá-lo, o álcool prejudica o funcionamento do fígado. O trabalho do fígado é acondicionar os ácidos graxos (triglicerídeos), para que possam ser enviados para fora do corpo, a fim de não lhe causar danos, inclusive gordura no fígado. Quando o álcool está presente, o fígado tem de interromper seu trabalho usual e quebrar o álcool para livrar o corpo dessa toxina prejudicial. Isso significa que os ácidos graxos se acumulam (o acúmulo de gordura no fígado pode ser observado após uma única noite de consumo pesado de bebida). Como você pode imaginar, um fígado entupido de gordura não consegue funcionar adequadamente, o que resulta em problemas. E enquanto o fígado está metabolizando o álcool, a utilização de gorduras, carboidratos e proteína tem de ser temporariamente interrompida. Sim, o álcool adia o metabolismo da gordura.

DICA DAS GÊMEAS

Se você escolher álcool como sua porção de causador de inchaço com sinal vermelho do dia, tome uma bebida com o mínimo de calorias — cerveja light, coolers (bebida gaseificada à base de vinho e sucos de frutas) de açúcar reduzido ou sem açúcar, ou vinho com teor alcoólico reduzido. Os coquetéis são duplamente prejudiciais, porque você obtém calorias do álcool e do xarope ou suco adicionados à mistura.

A verdade sobre a gordura

Você acha que tudo que importa para a saúde é perder peso e o sal em seus alimentos? Repense isso! Nosso plano de dieta se baseia na redução de sódio, mas você não deve se esquecer da importância de limitar a gordura — especialmente a saturada e a trans. Talvez você saiba algo sobre gordura, mas vamos refrescar sua memória. A gordura alimentar é um dos três nutrientes mais necessários para uma dieta saudável (os outros dois são carboidrato e proteína). Contudo, o tipo de gordura e o quanto você ingere dela são fatores-chave. A ingestão de gorduras totais não deve ser de mais de 30% de suas calorias — isso significa que, se você está em um plano de 1.200 calorias, não deve ingerir mais de 40g de gordura por dia. Dos 30% de gorduras totais diárias, a maior parte deve provir de gorduras monoinsaturadas e poli-insaturadas, que têm efeitos positivos para a saúde, e menos de 10% deve provir de gordura saturada, que lhe é prejudicial.

No passado, a gordura saturada era considerada a maior vilã, e os fabricantes reduziram seu uso, mas conseguiram manter o bom sabor dos alimentos acrescentando-lhes gorduras trans. Após muitos anos de pesquisas, agora sabemos que as gorduras trans ainda são piores do que as saturadas. Como acontece com as saturadas, as trans aumentam o "mau" colesterol (LDL) e, além disso, diminuem o "bom" colesterol

(HDL), de modo que você obtém o dobro do impacto negativo em sua saúde cardíaca ingerindo alimentos que as contêm. O que são exatamente gorduras trans? São gorduras artificiais feitas acrescentando-se hidrogênio a gorduras insaturadas, como óleos vegetais, o que as torna saturadas. Os fabricantes iniciaram esse processo de hidrogenação para aumentar o prazo de validade de certos alimentos, inclusive biscoitos do tipo cracker, bolos, margarina culinária, alimentos fritos como donuts e até mesmo alguns tipos de manteiga de amendoim (não as naturais, que são *ótimas* para você!).

Uma boa notícia para os apreciadores de batatas fritas: você sabia que, frequentemente, uma porção delas contém menos sódio do que uma fatia de pão? O motivo é que o sal é polvilhado na superfície, por isso chega à língua primeiro. Nossas batatas fritas favoritas são as Lays ou similares sem aditivos, feitas com apenas três ingredientes — batatas, sal e óleos mais saudáveis (não têm gorduras trans ou colesterol). Portanto, embora as batatas fritas, certamente, não sejam saudáveis e devam ser limitadas, encare isso como uma lição a aprender sobre o poder do sódio na superfície dos alimentos.

SUBSTITUTO QUE EVITA O GANHO DE PESO

- Substitua sua xícara noturna de sorvete por um sanduíche de sorvete light e poupe quase 12kg por ano.
- Escolha peru em vez de atum duas vezes por semana e poupe mais de 3kg por ano.
- Substitua o *half and half*[3] em seu café por leite desnatado ou com 1% de gordura e poupe 3kg por ano.

---

[3] Creme de leite diluído em uma parte igual de leite integral. [*N. da T.*]

Os fundamentos dos alimentos engordativos

São alimentos como manteiga, leite integral, alguns queijos ricos em gorduras, cremes, sorvete e coco, repletos de gorduras saturadas ou trans que entopem artérias e causam envelhecimento precoce e ganho de peso. Embora contenham poucas quantidades de sal (geralmente menos de 240mg por porção), aumentam os números na balança.

Você pode ficar surpreso em ver o coco contado como um alimento engordativo, mas, grama por grama, o óleo de coco fornece mais gordura saturada, que entope artérias, do que a manteiga, a banha de porco ou a margarina. Um pedaço de 60g de coco fresco contém mais de 13g de gordura saturada — quase $2/3$ do limite diário recomendado!

Muitos engordativos também são causadores de constipação. Além disso, em nossa sociedade de alimentos excessivamente processados, poucos são apenas engordativos — quase todos os engordativos são repletos de sal, o que os torna o suprassumo dos alimentos com sinal vermelho — os causadores de flacidez. A boa notícia é que há alguns modos fáceis de evitar os engordativos, porque existem alternativas mais saudáveis à maioria deles. Eis alguns desses substitutos:

SUBSTITUTO QUE EVITA O GANHO DE PESO

- Escolha queijos semidesnatados ou 0% de gordura em vez de queijo comum.
- Use margarina light em vez de manteiga.
- Use leite com 0% ou 1% de gordura em vez de leite integral.
- Tome sorvete semidesnatado em vez de integral.

Com esses substitutos, você poupará 1 alimento com sinal vermelho. Melhor ainda, poupará sua cintura e seu coração.

Os fundamentos dos causadores de flacidez

Eles são os piores dos piores quando se trata de perda de peso e saúde. São alimentos com sinal vermelho, como frituras e produtos de confeitaria e panificação, que contribuem para um corpo flácido e têm um impacto negativo em quase todos os aspectos da saúde. São ricos em gordura, que entope artérias, e sal, que causa inchaço, e o ideal é que sejam evitados tanto no pontapé inicial quanto no plano de manutenção (e pelo resto de sua vida). Porém, como este plano é realista, nós lhe permitimos alguns causadores de flacidez no plano de manutenção.

OS CAUSADORES DE FLACIDEZ MAIS COMUNS

Produtos assados, como os de confeitaria e panificação, como bolos, biscoitos, tortas, donuts, pães doces
- Sopas cremosas e cremes (enlatados ou desidratados)
- Carnes gordurosas curadas, como bacon, salsicha, presunto, mortadela, salame e carne defumada
- Fast-food
- Peixe (congelado empanado e frito, ou enlatado em óleo)
- Salsicha Frankfurter, salsicha Viena, cachorro-quente
- Frituras
- Refeições congeladas com mais de 10g de gordura e mais de 600mg de sódio
- Laticínios integrais
- Torta de carne, goulash, chili com carne
- Pizza
- Batatas fritas, pipoca na manteiga e biscoitos do tipo cracker, como Ritz

- Massas refinadas e com queijo, como lasanha, manicotti, ravióli e macarrão com molho de queijo
- Molhos para salada, especialmente os cremosos
- Tacos, enchiladas, tamales, burritos, tostados e outros alimentos típicos da culinária mexicana
- Quiche e suflês

Esperamos que evitar ou reduzir os alimentos com sinal vermelho se torne natural para você quando ingerir alimentos com sinal verde e observar resultados surpreendentes. Seu novo estilo alimentar logo será instintivo: sentir-se magro, revigorado e energizado será uma parte tão importante de quem você é que você continuará em seu caminho para um corpo em boa forma e saudável!

CAPÍTULO 9

Mexa-se e emagreça

É claro que você verá resultados fabulosos das mudanças alimentares que está fazendo. Reduzir a ingestão de sódio e calorias vai ajudá-lo a emagrecer e diminuir seu risco de hipertensão, doenças cardíacas e inúmeras outras doenças. Porém, você não queimará nem de perto tantas calorias ou verá os resultados tão rapidamente sem exercícios. Sabemos que muitas pessoas não se exercitam porque acham entediante ou difícil. Mas, sem os exercícios, você não acerta metade da equação do emagrecimento. Exercite-se e perderá rapidamente quilos, gordura e inchaço! Você adorará ter um corpo firme e tonificado — algo que somente atividade física, não apenas a dieta, é capaz de fazer por você. Somente os exercícios podem levantar seu ânimo e suas nádegas. E quando você se exercita, elimina, através do suor, sal e toxinas, sentindo-se magro e cheio de energia. Nenhum plano de dieta seria completo sem exercícios, por isso prepare-se, porque você está prestes a embarcar no componente físico para o sucesso na perda de peso!

Talvez você ache que o único benefício do exercício é ajudá-lo a emagrecer e se manter em forma. Embora ele faça as duas coisas, pode ajudá-lo muito mais. Você não só se sentirá mais energizado e menos tenso como também irá regular seu sono, melhorar sua postura e adoecer menos. Também começará a se sentir melhor em relação a si mesmo e, como estudos demonstram, a ficar mais bem-humorado. E como se esses benefícios não bastassem, o exercício também irá melhorar sua coordenação, seu equilíbrio e seu coração — seu músculo mais importante. Finalmente, não vamos nos esquecer do que o exercício faz por sua pressão arterial: sessenta a noventa minutos por semana podem abaixá-la muito, reduzindo seu risco de hipertensão. Quando você superar o obstáculo inicial de começar a se exercitar, ficará mais fácil. Logo começará a entrar em forma, e o exercício parecerá bom — na verdade, tão bom que antes do que pensa você até mesmo vai ansiar por ele. Também vai adorar a injeção de ânimo e endorfina que receberá e se sentirá mais feliz e positivo sabendo que está fazendo algo realmente bom para si mesmo. Além disso, para a maioria das pessoas, o exercício significará apenas mexer o corpo. Transforme-o em algo simples e divertido — lembre-se de que uma simples caminhada é considerada exercício, e, certamente, queima muito mais calorias e acelera mais seu ritmo cardíaco do que apenas se sentar a uma escrivaninha.

Agora que você sabe o quanto o exercício é importante para seu emagrecimento, está animado e pronto para começar? Mas espere apenas um minuto — antes de sair para uma caminhada rápida ou aula de spinning, consulte seu médico. Independentemente de você ser um rato de academia há anos ou de estar subindo pela primeira vez na bicicleta, sempre é uma boa ideia obter a aprovação de seu médico antes de iniciar um novo regime de exercícios. Não importa sua idade, sua condição física ou seu nível de habilidade, é importante perguntar ao médico o que pode e o que não pode fazer. Quando ele lhe der o sinal verde, parta para a linha de chegada!

Seu plano cardiovascular

Agora a parte divertida! A atividade cardiovascular (também conhecida como exercício aeróbico ou, abreviando, "cardio") é a que mais queima calorias e o ajuda a emagrecer e se livrar do inchaço. Seu objetivo é se exercitar trinta minutos por dia, especialmente nos dez dias do pontapé inicial — sem desculpas! Se não está acostumado a fazê-lo, comece em qualquer ritmo que lhe permita chegar ao mínimo de trinta minutos diários. Quando seu condicionamento físico melhorar, poderá chegar mais rápido aos trinta minutos e se exercitar por 45 minutos ou até mesmo uma hora vários dias por semana, para obter o máximo de resultados. Se sessenta minutos não forem realistas para você, faça o mínimo de trinta minutos diários, sempre tendo como objetivo aumentar esse tempo. Após o período inicial de dez dias, quando entrar no plano de manutenção, você poderá diminuir seu exercício cardiovascular para seis dias por semana. Tenha em mente que o exercício não precisa exauri-lo — na verdade, deve ser algo agradável, que você goste de fazer.

Se você não está matriculado em uma academia ou não se exercita há muito tempo, comece caminhando durante trinta minutos por dia — mesmo que isso signifique sair pela porta da frente e caminhar energicamente por 15 minutos antes de voltar. Para nós, isso está bom. Só não deixe de realizar essa atividade todos os dias. Para um bônus adicional, use as escadas no trabalho, faça polichinelos nos intervalos comerciais de seu programa de TV favorito e — sim, já ouvimos isso — use a vaga mais distante no estacionamento. Embora essas não sejam exatamente atividades longas que queimam calorias, são bônus. Mexer-se queima mais calorias do que ficar sentado imóvel, e contribui para sua perda de gordura corporal. Até mesmo o trabalho doméstico pode contar como uma atividade — afinal de contas, você gasta energia ao lavar o vaso sanitário! Contudo, não deixe que seja um substituto para o exercício cardiovascular — conte-o também como um bônus. O objetivo é obter o máximo possível de "bônus" — isso é especialmente importante se você não consegue seguir as recomendações de exercícios. À medida que for progredindo, pratique formas mais intensas de exercícios cardiovasculares, como jogging em uma trilha, ciclismo ou fazer os exercícios de um vídeo em casa. A tabela a seguir mostra a quantidade aproximada de calorias queimadas durante trinta minutos de algumas atividades. As calorias perdidas se baseiam no peso, e note que, quanto maior o peso, mais caloria você queima, porque é preciso mais energia para mover uma massa mais pesada.

Atividade	Seu peso aproximado (em quilos)					
	50	59	68	77	86	98
Dança aeróbica: fácil	144	177	201	225	252	291
Intensa	201	237	276	312	348	396
Lavar carros	105	123	144	165	177	207
Ciclismo:						
moderado (15,12km/h)	150	177	204	231	258	294
correndo, rápido	255	300	345	390	435	498
Levantamento de pesos livres	129	150	174	198	222	252
Jardinagem: cavar	139	222	258	291	324	369
juntar com ancinho	129	150	174	195	219	249
Serviço doméstico: tirar o pó	99	114	132	148	164	189
lavar roupa	102	117	135	156	173	192
passar aspirador de pó	132	156	180	201	225	255
Correr (em superfície lisa):						
7,18 min/km	204	240	276	315	351	399
5,62 min/km	291	342	393	447	498	567
4,37 min/km	366	417	468	522	573	642
Caminhada (moderada, ao ar livre)	120	141	161	186	207	234
loga	93	111	126	144	159	183

OUTRAS ATIVIDADES CARDIOVASCULARES
QUE VOCÊ PODE REALIZAR

- **Pular.** Pular corda não é apenas para crianças. Pegue aquela corda e mostre aos seus filhos como fazer isso.
- **Balançar o esqueleto.** A dança não deve ser reservada para casamentos. Faça uma aula de dança ou ligue seu iPod e mexa as pernas.

- **Marchar.** Marche sem sair do lugar enquanto assiste ao seu programa de TV favorito ou quando precisar de um intervalo para esticar as pernas no escritório. Cada pequeno movimento conta!
- **Exercite seu cão.** Leve seu cão para passear e o apresse — os cães também precisam se exercitar.

Se você se exercita regularmente há algum tempo, talvez precise intensificar um pouco seus exercícios para garantir que seu plano cardiovascular seja suficiente.

Para tirar o máximo proveito de seus exercícios, certifique-se de que seu ritmo cardíaco está em sua "zona-alvo de frequência cardíaca". Assim não se exercitará com intensidade demais ou de menos. Sua zona-alvo de frequência cardíaca é o número de vezes que seu coração deveria bater por minuto enquanto você se exercita. Deve ser 60-75% de sua frequência cardíaca máxima. Veja a tabela a seguir para encontrar sua frequência cardíaca-alvo.

Para determinar sua frequência cardíaca primeiro tome seu pulso. Encontre seu pulso radial: usando seus dedos médio e indicador, localize seu pulso em seu punho, no lado do polegar. Aperte levemente e conte sua pulsação por 15 segundos, começando com 0. Continue a se exercitar enquanto toma seu pulso, apenas se mova em um ritmo mais lento. Use a tabela a seguir para determinar sua contagem de 15 segundos.

Frequência cardíaca-alvo							
		Zona-alvo			Contagem de 15 segundos		
Idade	Frequência cardíaca máxima	60%	70%	80%	60%	70%	80%
20	200	120	140	160	30	35	40
25	195	117	137	156	29	34	39
30	190	114	133	152	29	33	38
35	185	111	130	148	28	32	37

Frequência cardíaca-alvo							
		Zona-alvo			Contagem de 15 segundos		
Idade	Frequência cardíaca máxima	60%	70%	80%	60%	70%	80%
40	180	108	126	144	27	32	36
45	175	105	123	140	26	31	35
50	170	102	119	136	26	30	34
55	165	99	116	132	25	29	33
60	160	96	112	128	24	28	32
65+	155	93	109	124	23	27	31

Talvez você simplesmente não esteja vendo resultados do que está fazendo. Com frequência, quando repete os mesmos exercícios todos os dias, acostuma-se à sua rotina, que deixa de ser um desafio. Quando isso acontece, é hora de mudar um pouco as coisas, e uma ótima maneira é por meio de treinamento de intervalos. O treinamento de intervalos consiste em períodos curtos de exercícios de alta intensidade alternados com períodos de recuperação de baixa intensidade. O exercício de alta intensidade desafia o corpo de novas maneiras, o que significa que faz você queimar mais calorias e gordura. Os períodos de recuperação de baixa intensidade, também conhecidos como *intervalos de repouso*, são importantes porque garantem que seus intervalos de alta intensidade terão uma intensidade ideal. Sem os intervalos de repouso você só conseguirá trabalhar em uma intensidade média durante todo o tempo de seu exercício — o que não é diferente do que estava fazendo. Por exemplo, se sua rotina é correr a 8km por hora durante trinta minutos, o treinamento de intervalos mudaria essa rotina para correr a 10km por hora durante três minutos, reduzir a velocidade para 6km durante três minutos, aumentá-la de novo para 9 ou 11km durante três minutos, reduzi-la novamente para 8km ou 9km durante três minutos e assim por diante, até um total de trinta minutos. À medida que você for progredindo, pode mudar seus intervalos para torná-los mais desafiadores, o que só levará a melhores resultados e reduzirá seu tédio!

Trabalhe aqueles músculos

Agora que você começou a tomar nota do regime cardiovascular, vamos passar para o componente do treinamento de resistência. O treinamento de resistência é extremamente importante, porque ajuda a manter seus músculos fortes enquanto você perde gordura! Fortalecer os músculos não só os enrijece e firma como também acelera seu metabolismo. Os músculos são destruidores de calorias: quanto mais músculos você tem, mais calorias queima, mesmo enquanto dorme. Contudo, se ainda não estiver fazendo exercícios de treinamento de força, não comece até a fase 2 do plano, após completar a fase inicial. Esses primeiros dez dias são apenas para ajudá-lo a emagrecer e queimar gorduras e calorias, e é exatamente isso que os exercícios cardiovasculares fazem a você, por isso ponha toda a sua energia neles. Se o treinamento de força já for parte de sua rotina regular de exercícios, continue a fazer o que tem feito mesmo durante a fase inicial. Depois dessa fase, quando se concentrou em fazer seus exercícios cardiovasculares todos os dias, comece o treinamento de força — mesmo se for iniciante. Vise realizá-lo três vezes por semana e incluir todos os seus grandes grupos musculares. Se nunca fez treinamento de peso e é uma mulher que teme a possibilidade de ficar "volumosa", não se preocupe — o treinamento de peso melhora a força e o tônus muscular sem fazê-la parecer uma fisiculturista. As mulheres não têm o suficiente do hormônio testosterona, que cria aqueles músculos grandes e volumosos. O treinamento de força também melhora sua postura (fazendo a pessoa parecer mais alta e magra), melhora o equilíbrio, diminui o risco de osteoporose e ajuda a realizar as atividades diárias, como carregar compras de supermercado e erguer coisas.

O treinamento de força traz tantos benefícios que apenas imaginar seus ótimos resultados deveria ser o bastante para inspirá-lo a fazê-lo agora! Três vezes por semana, trabalhe costas, peito, pernas, abdômen e braços — todos os seus grandes grupos musculares. Contudo, é importante que não trabalhe os mesmos músculos em dias consecutivos — tire um dia de folga entre os treinamentos para dar aos seus músculos tempo para se repararem e reconstruírem. Se o treinamento de peso for novo para você, não exagere em sua primeira vez. Mesmo que algum machão na academia levante pesos de 22kg, isso não significa que esse seja o peso ideal para você. Comece com o que acha que pode levantar, sejam 2, 3 ou 5kg, e quando se fortalecer levantará mais. Para cada exercício, faça três séries de dez repetições. Em outras palavras, cada série de um exercício deve consistir em levantar o peso dez vezes. Se você não se sentir desafiado pela décima repetição, o peso está leve demais e é hora de usar um outro, mais pesado. O ideal é que, em sua última repetição de cada série, você se sinta como se não pudesse fazer outra. Após completar cada série, descanse por um minuto antes de começar a próxima.

Se você já faz treinamento de força e segue o mesmo regime há muito tempo, talvez queira experimentar alguns exercícios novos ou um pouco de treinamento de circuito para variar. Desafiar seus músculos de um modo novo dará um incentivo ao seu corpo e fará você desenvolver mais músculo magro e queimar mais calorias. No treinamento de circuito você passa rapidamente de um grupo muscular para outro, sem descansar. Acaba trabalhando mais músculos em menos tempo e sendo mais eficiente. O segredo é trabalhar músculos opostos, um após o outro. Por exemplo, depois de trabalhar seus tendões do jarrete, imediatamente faça uma série de exercícios de quadríceps; ou após terminar de trabalhar seus bíceps, trabalhe seus tríceps. Se você frequenta uma academia, peça a um personal trainer que o ajude no treinamento de circuito na primeira vez em que o fizer — ele lhe dirá que aparelhos usar e como usá-los de maneira eficaz. Se você não frequenta uma academia, não se preocupe — há muitos exercícios para fazer em casa que lhe darão os mesmos resultados obtidos na academia, como flexões de solo, flexões na parede e avanços. A seguir há alguns exercícios para você começar a fazer, tanto em casa quanto na academia. E não se esqueça de que cada pouquinho conta, por isso, aproveite ao máximo todos os dias, anote seu tempo (há um ponto em seu diário alimentar para registrar exercícios) e veja o que isso representa no fim da semana!

Treinamento de força em casa

Flexões (para o peito, ombros e costas): coloque as mãos no chão, afastadas na largura dos ombros. Ponha os pés (com os dedos apontados para o chão) atrás de você de modo que seu corpo fique reto. Flexione os cotovelos e abaixe o peito até o chão. Depois erga o corpo do chão esticando os braços. Repita. (Para uma versão mais fácil, flexione os joelhos e apoie o peso do corpo nas mãos e nos joelhos em vez de nas mãos e nos dedos dos pés.) Nota: mantenha a cabeça alinhada com o corpo, não caída.

Empurrar a parede (para o peito): coloque as mãos em uma parede, afastadas na largura dos ombros. Fique a cerca de 30cm da parede e empurre com as mãos o mais forte que puder, como se estivesse tentando derrubar a parede. Mantenha-se assim por trinta segundos, e repita.

Super-homem (para a coluna lombar): deite-se reto de barriga para baixo com os braços estendidos acima da cabeça. Levante ao mesmo tempo o braço direito e a perna esquerda o mais alto que puder do chão. Mantenha-se assim por dez segundos. Repita com o braço esquerdo e a perna direita.

Flexão de bíceps: segure um peso em cada mão e fique em pé, reto, com o corpo alinhado e a cabeça virada para a frente. Com os braços ao lado do corpo e as palmas das mãos para a frente, dobre os antebraços na direção dos ombros flexionando os cotovelos. Volte lentamente à posição inicial e repita. Nota: mantenha os pulsos retos e o corpo imóvel.

Coice com halteres (para o tríceps): fique em pé, reto, com os pés afastados na largura dos ombros, segurando um peso em cada mão. Com as costas retas, incline-se para a frente a partir da cintura de modo que seu tronco fique a 45° da posição vertical. Mantendo a parte superior dos braços ao lado do corpo, traga os halteres para a frente, flexionando os cotovelos em um ângulo de 90°. Lentamente, estenda os braços para trás, segurando os halteres. Volte devagar à posição inicial e repita.

Avanço frontal (para pernas e nádegas): fique em pé com os pés afastados na largura dos ombros, os músculos abdominais contraídos e as mãos nos quadris. Avance uma perna, mantendo o tronco reto, os joelhos flexionados em 90° e as coxas paralelas ao chão. Não deixe o joelho ir além dos dedos do pé. Volte à posição inicial e repita com a outra perna.

Cão no hidrante (para glúteos, tendões do jarrete e a parte externa das coxas): em um colchonete, abaixe-se sobre as mãos e os joelhos com os dedos dos pés apontados para o chão. Mantenha as costas retas e a cabeça alinhada com a espinha dorsal. Com o joelho dobrado em um ângulo de 90°, levante uma perna para o lado até a coxa ficar paralela ao chão. Permaneça assim por dois segundos antes de abaixar a perna para a posição inicial. Repita com a outra perna.

Prancha (para os músculos abdominais): deite-se em um colchonete com o rosto virado para baixo, flexionando os braços no cotovelo e apoiando os antebraços no colchonete abaixo dos ombros. Erga-se sobre os dedos dos pés e continue a apoiar a parte superior do corpo nos antebraços, mantendo as costas retas e os músculos abdominais firmemente contraídos. Fique nessa posição de vinte a sessenta segundos, dependendo de sua força. Abaixe-se e faça três repetições.

Abdominal reverso (para o abdômen inferior): deite-se de barriga para cima com os braços repousando no chão ao lado do corpo, as pernas ligeiramente flexionadas e levantadas e as coxas alinhadas sobre os quadris. Contraia os músculos abdominais e erga lentamente os joelhos na direção do queixo; controladamente, volte à posição inicial. Não use impulso para mover os joelhos.

Treinamento de força na academia

Pec Deck (para o peito): ajuste o banco do aparelho Pec Deck para ficar com os cotovelos alinhados com os ombros. Sente-se com o tronco reto no encosto e coloque os antebraços contra as almofadas de resistência. Contraia os músculos abdominais para estabilizar o corpo e junte as almofadas na frente do peito. Contraia com força os músculos peitorais no ponto mais alto do movimento e volte lentamente à posição inicial. Repita.

Puxada por trás (para as costas): ajuste o banco do aparelho de puxada de modo a ficar com os joelhos confortavelmente flexionados sob a almofada da coxa. Agarre a barra com as palmas das mãos viradas para a pilha de pesos e um pouco mais afastadas do que a largura dos ombros. Mantendo o abdômen contraído, incline-se para trás a partir dos quadris, formando um ângulo de 30°. Junte os músculos das costas enquanto abaixa a barra na direção do peito. Pare e depois volte à posição estendida. Repita.

Desenvolvimento de ombros com halteres: sente-se reto em um banco com um haltere em cada mão. Contraia os músculos abdominais e, com as palmas das mãos viradas para a frente, levante os dois halteres até o nível do queixo. Usando os ombros, empurre os halteres acima da cabeça, até se tocarem de leve. Pare e depois abaixe os braços devagar, até o ponto em que os dois cotovelos formarem um ângulo reto, mais ou menos à altura dos ombros. Repita.

Aparelho de flexão de bíceps: sente-se no aparelho com as costas retas no encosto. Ajuste os braços de modo a que a parte de trás deles repouse confortavelmente na almofada. Fique com os braços na almofada o tempo todo. Relaxe os cotovelos, mantenha os punhos neutros e agarre a barra com as mãos afastadas na largura dos ombros. Enquanto contrai os bíceps, levante a barra para a posição mais alta. Abaixe-a devagar, parando logo antes de os cotovelos ficarem retos. Repita.

Flexão de tríceps: fique em pé na frente de um aparelho de cabo alto com os pés afastados na largura dos ombros. Acrescente uma conexão de barra em V e agarre-a com as palmas das mãos viradas para o chão. Mantenha os cotovelos ao lado do corpo e contraia o umbigo para dentro. Puxe a barra em V para baixo com as mãos. Ao passar pela posição do cotovelo em ângulo de 90°, estique os braços para baixo e contraia firmemente os tríceps. Lentamente, erga de novo a barra em V, até os cotovelos ficarem em um ângulo de 90°. Repita.

Extensão de perna (para o quadríceps): sente-se no aparelho de extensão de perna e enganche os pés atrás da almofada. Ajuste o aparelho de modo a que fique confortável e o suporte para extensão de perna se situe logo abaixo da tíbia. Lentamente, contraia os quadris e estique as pernas, empurrando o peso para cima. Pare e depois abaixe as pernas devagar até imediatamente antes de os joelhos ficarem retos. Pare e repita.

Extensão de perna horizontal (para jarretes e nádegas): sente-se no aparelho de extensão com os pés afastados na largura dos ombros. Segure os puxadores e contraia os músculos abdominais. Mantendo os joelhos na direção dos tornozelos e o pé inteiro em contato com a placa de apoio, flexione os joelhos em um ângulo de 90°. Sem travar os joelhos, estique as pernas. Volte lentamente à posição inicial e repita.

Adução de quadril (para a parte interna das coxas): sente-se com as costas fazendo pressão sobre o aparelho adutor e as mãos segurando os puxadores. Aperte a parte interna das coxas contra as almofadas de resistência com os pés firmes nos suportes. Suas pernas devem ficar afastadas até onde for confortável. Contraia os músculos da parte interna das coxas e aperte os joelhos contra as almofadas de resistência para juntar lenta e suavemente as coxas. Permaneça assim por dois segundos e depois volte devagar à posição inicial, sem soltar os pesos. Repita.

Adução de quadril (para a parte externa das coxas): sente-se com as costas fazendo pressão sobre o aparelho adutor e as mãos segurando os puxadores. Aperte a parte externa das coxas contra as almofadas de resistência com os pés firmes nos suportes. Suas pernas devem ficar próximas o máximo possível. Contraia os músculos da parte externa das coxas e aperte os joelhos contra as almofadas de resistência para levar lenta e suavemente as coxas para os lados, o mais longe que puderem ir. Permaneça assim por dois segundos e depois volte lentamente à posição inicial, sem deixar os pesos na pilha se tocarem. Repita.

Seguir nossos planos inicial e de manutenção e combiná-los com exercícios cardiovasculares e de levantamento de peso ajudará na transformação de seu corpo — tornando-o um corpo magro, tonificado e esculpido, que todos vão invejar. Você vai abastecê-lo com alimentos integrais ricos em nutrientes e se surpreenderá com a energia que facilita a prática de exercícios — e, acima de tudo, vai se admirar com seu corpo esculpido. As receitas no capítulo a seguir vão ajudá-lo a tornar seu processo de emagrecimento ainda mais agradável, porque são absolutamente deliciosas!

CAPÍTULO 10

As receitas magras favoritas das Gêmeas da Nutrição

Neste capítulo você encontrará nossas receitas deliciosas de baixo sódio. Você vai notar que algumas delas incluem sal; contudo, a quantidade é mínima, para que o total de sódio na refeição permaneça baixo. Além disso, talvez você perceba que, em algumas receitas, nem todos os ingredientes seriam encontrados nas listas do pontapé inicial; mas, como o sal, esses ingredientes são adicionados em quantidades suficientemente pequenas para que a receita seja saudável. Para uma receita se qualificar para o pontapé inicial, não deve conter mais de 100mg de sódio acima de seu número de calorias. Por exemplo, uma receita com 268 calorias deve conter 368mg de sódio ou menos para ser permitida nessa fase. Todas as receitas (com a exceção de apenas algumas, e certas sobremesas) são tão saudáveis que podem ser usadas a qualquer momento — esteja você na fase inicial ou na de manutenção. As poucas receitas que não podem ser usadas na fase inicial ainda são muito saudáveis, permitidas durante a fase de manutenção e mencionadas como tal. Saboreie-as!

Camarão com crosta de amêndoas

½ xícara de amêndoas moídas

3 colheres de sopa de farinha de trigo

1 colher de chá de salsa fresca picada (ou ½ colher de chá de salsa seca)

½ colher de chá de tempero para frutos do mar com pimenta e limão

¼ de colher de chá de sal

¼ de colher de chá de pimenta-do-reino

500g de camarão (contagem de 61 a 70), com as cascas, veias e caudas retiradas

1 clara de ovo

2 colheres de sopa de óleo de amêndoas ou de milho, divididas

1 limão, cortado em fatias

Misture as amêndoas, a farinha, a salsa, o tempero de frutos do mar, o sal e a pimenta. Mergulhe cada camarão na clara de ovos e a seguir na mistura de amêndoas; arrume em uma assadeira ou travessa até ficar pronto para cozinhar. Aqueça 1 colher de sopa de óleo em uma frigideira grande; cozinhe os camarões em porções pequenas de cada vez, em fogo médio, por 3 a 4 minutos, virando uma vez, até ficarem rosados e dourados. Use a colher de sopa restante de óleo conforme o necessário. Sirva o camarão imediatamente, acompanhado de fatias de limão.

Informações nutricionais por porção: rendimento 4 porções, 316 calorias, 15g de gorduras totais, 1,6g de gordura saturada, 17g de carboidratos, 28g de proteína, 2g de fibra, 329mg de sódio.

Conte como: ½ carboidrato emagrecedor, 1 ½ proteína emagrecedora, 1 monoemagrecedor.

De www.AlmondBoard.com.

Bife asiático com uvas

340g de aba de fraldinha
2 colheres de sopa de molho shoyu light
2 colheres de sopa de vinho branco seco
1 dente de alho bem picado
1 colher de sopa de óleo de gergelim
½ colher de chá de chili vermelho
½ xícara de cebola fatiada
1 ¼ de xícara de uvas califórnia, sem caroço, cortadas ao meio
¾ de xícara de pimentão vermelho fatiado
2 colheres de sopa de cebolinha verde picada
1 ¾ de xícara de repolho em fatias finas
1 colher de chá de sementes de gergelim tostadas

Corte a carne em tiras finas contra a direção das fibras e coloque-a em uma tigela pequena. Misture o shoyu, o vinho, o alho, o óleo de gergelim e a pimenta em uma tigela pequena; mexa bem. Despeje o molho sobre a carne. Cubra todos os pedaços com o molho, tampe e deixe marinar por 20 minutos.

Ponha a carne marinada e a cebola em um prato com capacidade para 2L que possa ir ao forno de micro-ondas. Cubra com papel-manteiga. Leve ao micro-ondas em temperatura alta por 4 minutos, mexendo a meio caminho do cozimento. Acrescente as uvas, o pimentão vermelho e a cebolinha verde; leve ao micro-ondas em temperatura alta por 1 minuto; misture bem.

Coloque a mistura de carne quente sobre uma camada de repolho. Polvilhe com as sementes de gergelim e sirva.

Informações nutricionais por porção: rendimento 4 porções, 212 calorias, 8g de gorduras totais, 3g de gordura saturada, 20g de proteína, 13g de carboidratos, 2g de fibra, 316mg de sódio.
Conte como: 2 proteínas emagrecedoras, ¾ de limpadores/anti-inchaços.

Frango com abacate e toranja

4 filés de peito de frango sem osso
Páprica e pimenta-do-reino branca a gosto
1 colher de chá de azeite de oliva
1 xícara de caldo de galinha de sódio reduzido e livre de gordura
1 xícara de suco de toranja
2 colheres de sopa de mel
1 cebola média fatiada
1 ½ dente de alho grande bem picado
1 xícara de orzo seco (massa com formato de arroz) ou 3 xícaras de arroz cozido
½ colher de chá de maisena
2 colheres de chá de estragão fresco e folhas de tomilho
1 abacate fresco sem caroço, descascado e fatiado
1 toranja grande, descascado e cortado

Retire todo o excesso de gordura do frango; lave e enxugue. Polvilhe-o levemente com a páprica e a pimenta.

Esquente o óleo em uma frigideira antiaderente grande untada com spray culinário. Doure rapidamente o frango dos dois lados em fogo médio-alto por cerca de 5 minutos. Adicione ½ xícara de caldo de galinha, suco de toranja, mel, cebola e alho; deixe ferver. Abaixe o fogo; tampe e cozinhe em fogo brando por 10 a 12 minutos, até o frango ficar macio.

Tire o frango e coloque-o sobre o orzo ou arroz cozido; mantenha quente. Misture a maisena com a ½ xícara de caldo restante; adicione à mistura da frigideira. Acrescente o estragão e o tomilho. Cozinhe, misturando até o molho engrossar. Adicione o abacate e a toranja; esquente brevemente. Sirva o molho sobre o frango e o arroz.

Informações nutricionais por porção: rendimento 6 porções, 324 calorias, 7g de gorduras totais, 1g de gordura saturada, 43g de carboidratos, 21g de proteína, 2g de fibra, 146mg de sódio.
Conte como: 1 ½ proteína emagrecedora, 1 ½ carboidrato emagrecedor, ½ monoemagrecedor, ½ limpador/anti-inchaço.

Tacos de peixe com molho de manga

Molho de manga:

2 mangas maduras descascadas, descaroçadas e picadas

¼ de xícara de pimentão vermelho bem picado

1 colher de sopa de limão Tahiti

1 colher de sopa de coentro fresco picado

2 cebolinhas fatiadas (apenas a parte verde de cima)

1 pimenta jalapeño pequena bem picada, com o cabo, as sementes e a membrana removidas

Tacos:

500g de filés de bacalhau lavados e enxugados

1 colher de chá de chili em pó

½ colher de chá de cominho moído

½ colher de chá de orégano mexicano

½ colher de chá de sal de alho

8 tortilhas de milho aquecidas

2 xícaras de repolho verde ou vermelho em tiras

½ xícara de queijo cotija esmigalhado (pode substituir pelo queijo Feta em tiras)

Preaqueça o forno a 218°. Misture a manga, o pimentão, o suco de limão, o coentro, as cebolinhas e a pimenta jalapeño em uma tigela média e reserve. Coloque o bacalhau sobre 2 folhas grandes de papel vegetal. Misture os temperos secos em uma tigela pequena e polvilhe sobre o bacalhau. Junte as pontas do papel vegetal e dobre duas vezes. Dobre as pontas para baixo, para tapar o peixe. Ponha os pacotes em uma assadeira e asse por 15 a 18 minutos. Abra os pacotes cuidadosamente para deixar o vapor sair. Coloque partes iguais de bacalhau em cada tortilha e cubra com repolho, queijo e o molho de manga.

Informações nutricionais por porção: rendimento 4 porções, 337 calorias, 8g de gorduras totais, 1,5g de gordura saturada, 45g de carboidratos, 29g de proteína, 7g de fibra, 285mg de sódio.
Conte como: 1 carboidrato emagrecedor, 2 proteínas emagrecedoras, 1 limpador/anti-inchaço.

De The National Mango Board.

Peito de frango glorioso com framboesa

Este é um prato fácil e delicioso. O tempero e as conservas de framboesas realçam o sabor de simples peitos de frango grelhados.

½ xícara de água
$1/3$ de xícara de vinagre de vinho branco
2 colheres de sopa de tempero de alho, limão e ervas
2 colheres de chá de maisena
½ xícara de framboesas em conserva
1kg de filé de peito de frango sem pele e sem osso

Misture a água, o vinagre, o tempero e a maisena em uma caçarola pequena até a maisena ficar totalmente dissolvida. Deixe levantar fervura em fogo médio, mexendo constantemente. Cozinhe e mexa por 4 minutos ou até a mistura engrossar. Acrescente a conserva e mexa até derreter. Deixe esfriar totalmente. Reserve $1/3$ de xícara da marinada para regar.

Coloque o frango em um saco plástico grande que possa ser selado ou um prato de vidro. Despeje a marinada restante sobre o frango; vire para cobrir bem. Leve à geladeira por 30 minutos ou mais para realçar o sabor. Retire o frango da marinada. Descarte a marinada restante.

Grelhe em fogo médio por 10 a 12 minutos ou até cozinhar bem, virando de vez em quando e regando com a marinada reservada.

Informações nutricionais por porção: rendimento 8 porções, 162 calorias, 2g de gorduras totais, 500mg de gordura saturada, 15g de carboidratos, 21g de proteína, 0g de fibra, 242mg de sódio.
Conte como: 2 proteínas emagrecedoras.

De www.mccormick.com.

Salmão caramelizado com molho tropical mexicano

O salmão, rico em ácidos graxos ômega 3, é combinado com frutas tropicais e cerejas ácidas para proporcionar um prato principal saudável, adocicado e delicioso.

700g de filé de salmão com pele, fresco ou congelado
3 colheres de sopa de açúcar mascavo
1 ¼ de colher de sopa de casca de laranja ralada
½ colher de chá de pimenta-do-reino grosseiramente moída
1 xícara de manga ou mamão papaia maduro sem caroço, descascado e picado
1 xícara de cerejas ácidas congeladas, descongeladas, lavadas e cortadas ao meio
2 colheres de sopa de hortelã fresca picada
2 colheres de chá de vinagre balsâmico
¼ de colher de chá de pimentão vermelho esmagado

Misture o açúcar mascavo, a casca de laranja e a pimenta. Coloque o salmão, com a pele para baixo, em uma caçarola rasa. Esfregue a mistura de açúcar sobre o peixe. Cubra e leve à geladeira por duas a oito horas. Retire o salmão da caçarola, escorrendo os sucos. Coloque-o, com a pele para baixo, em uma churrasqueira a gás, em temperatura média. Grelhe por 20 a 25 minutos ou até o peixe se soltar em flocos facilmente. Não o vire. Nesse meio-tempo, misture a manga ou mamão papaia, as cerejas, a hortelã, o vinagre e o pimentão. Com uma colher, despeje o molho de frutas sobre o peixe quente. Sirva imediatamente.

Informações nutricionais por porção: rendimento 4 porções, 350 calorias, 13g de gorduras totais, 3g de gordura saturada, 24g de carboidratos, 37g de proteína, 2g de fibra, 93mg de sódio.
Conte como: 2 ½ proteínas emagrecedoras, 1 limpador/anti-inchaço.

Penne de frango cremoso

Um molho cremoso leve com um delicioso trio de ervas mediterrâneas é misturado com penne, frango e brócolis. Tem um sabor que perde suavemente sua intensidade e você pode apreciar sem culpa.

230g de penne multigrãos cru
1 ½ xícara de flores de brócolis frescas ou congeladas
1 xícara de *half and half* com 0% de gordura
113g de queijo Neufchâtel cortado em cubos
1 colher de chá de orégano
1 colher de chá de alecrim
1 colher de chá de tomilho
½ colher de chá de alho em pó
¼ de colher de chá de sal marinho
1 ½ xícara de peito de frango cozido picado
2 colheres de sopa de queijo parmesão ou asiago ralado

Cozinhe o penne em uma caçarola grande, conforme as instruções da embalagem, acrescentando os brócolis nos últimos 3 minutos de cozimento. Escorra bem.

Nesse ínterim, cozinhe o *half and half* em fogo brando em uma caçarola pequena, em fogo médio. Reduza o fogo para médio-baixo. Acrescente o queijo Neufchâtel, o orégano, o alecrim, o tomilho, o alho em pó e o sal marinho; mexa até o queijo derreter e o molho ficar bem misturado. Adicione o frango; cozinhe em fogo brando até esquentar.

Coloque o penne e os brócolis em uma tigela de servir grande. Com uma colher, despeje o molho de modo uniforme sobre a mistura de massa. Sacuda levemente para cobrir. Polvilhe com o queijo parmesão e sirva imediatamente.

Informações nutricionais por porção: rendimento 6 porções, 283 calorias, 7g de gorduras totais, 3g de gordura saturada, 32g de carboidratos, 23g de proteína, 3g de fibra, 271mg de sódio.
Conte como: 1 ½ carboidrato emagrecedor, 1 ½ proteína emagrecedora, ½ limpador/anti-inchaço.

De www.mccormick.com.

Camarão com kai lan chinês e gengibre

O kai lan é conhecido como couve chinesa. Se você não conseguir encontrá-lo, pode substituí-lo por brócolis ou acelga.

5 cogumelos shiitake secos grandes, postos de molho em água e fatiados
2 colheres de sopa de óleo de canola
250g de camarão grande cru
1 cebola média fatiada
1 dente de alho bem picado
5 talos grandes de kai lan (ou brócolis ou acelga), cortados em pedaços de tamanho médio
1 colher de sopa de gengibre fresco bem picado
$1/8$ de colher de chá de cinco especiarias chinesas
1 colher de sopa de molho de chili doce
1 colher de sopa de maisena
1 xícara de caldo de galinha de baixo sódio
¼ de xícara de castanhas-de-caju sem sal grosseiramente picadas

Ponha os cogumelos de molho em água por cerca de 30 minutos. Despeje o óleo de canola em uma panela wok grande e esquente em fogo médio-alto. Salteie rapidamente o camarão, até ficar apenas cozido. Tire da wok. Acrescente um pouco mais de óleo de canola, se necessário. Adicione a cebola, o alho, os talos de kai lan (deixe as folhas de fora até o fim do tempo de cozimento), o gengibre, o tempero das cinco especiarias e o molho de chili doce. Salteie por 3-4 minutos para cozinhar os vegetais. Dissolva a maisena em caldo e acrescente aos vegetais. Aqueça a mistura por l minuto.
Adicione o camarão e as folhas de kai lan à mistura e aqueça. Guarneça com as castanhas-de-caju e sirva imediatamente.

Informações nutricionais por porção: rendimento 4 porções, 90 calorias, 3,5g de gorduras totais, 0g de gordura saturada, 13g de carboidratos, 10g de proteína, 0g de fibra, 60mg de sódio.

Conte como: 1 proteína emagrecedora, $\frac{1}{6}$ de monoemagrecedor.

De www.canolainfo.org.

Salmão grelhado com pimenta, ervas e limão

É fácil preparar um salmão delicioso com tempero de pimenta, ervas e limão. Se quiser, sirva com molho de sour cream com pepino.

1 colher de sopa de azeite de oliva
700g de filé de salmão
2 colheres de chá de tempero de pimenta, ervas e limão

Molho de sour cream com pepino
170g de iogurte natural semidesnatado
½ xícara de sour cream semidesnatado
1 xícara de pepino descascado, com as sementes retiradas e bem picado
2 colheres de sopa de salsa fresca picada
1 colher de chá de tempero de pimenta, ervas e limão

Esfregue o óleo sobre o lado da carne do peixe; polvilhe uniformemente com o tempero. Grelhe em fogo médio-alto por 6-7 minutos de cada lado ou até o peixe se desmanchar facilmente em pedaços quando espetado com um garfo. Se quiser, sirva com o molho de sour cream com pepino. Para o molho: misture o iogurte, o sour cream de baixa gordura, 1 pepino, salsa e o tempero de pimenta, ervas e limão em uma tigela pequena. Cubra. Leve à geladeira até estar pronto para servir. Despeje cerca de 2 colheres de sopa de molho sobre cada filé de salmão. Leve à geladeira o molho que porventura sobrar. Rende 1 ¼ de xícara.

Informações nutricionais por porção: rendimento 6 porções, 168 calorias, 8g de gorduras totais, 3g de gordura saturada, 0g de carboidratos, 24g de proteína, 0g de fibra, 170mg de sódio.
Conte como: 2 ½ proteínas emagrecedoras, 1 limpador/anti-inchaço.

De www.mccormick.com.

Espetos de camarão grelhado com pimenta, ervas e limão sobre arroz integral

500g de camarão, com as cascas, veias e caudas retiradas
1 colher de sopa de azeite de oliva
2 colheres de chá de tempero de pimenta, ervas e limão
4 xícaras de pedaços de vegetais frescos variados, como cogumelos, abóbora, cebola e abobrinha
2 xícaras de arroz integral

Misture o camarão com o azeite dentro de um saco plástico que possa ser selado ou uma tigela de vidro. Acrescente o tempero; misture de novo, até o camarão ficar uniformemente coberto. Coloque alternadamente o camarão e os vegetais em espetos de metal.
Grelhe em temperatura média por 8 a 10 minutos ou até o camarão ficar rosado e os vegetais, macios, virando frequentemente. Sirva sobre ½ xícara de arroz integral cozido no vapor.

Informações nutricionais por porção: rendimento 4 porções, 261 calorias, 6g de gorduras totais, 500mg de gordura saturada, 29g de carboidratos, 22g de proteína, 4g de fibra, 369mg de sódio.
Conte como: 1 ½ proteína emagrecedora, 1 carboidrato emagrecedor, 1 limpador/anti-inchaço.

De www.mccormick.com.

Hambúrgueres de salmão com ervas
* Use somente no plano de manutenção

Molho:
½ xícara de iogurte natural 0% de gordura
$1/3$ de xícara de tomates picados, sem sementes
$1/3$ de xícara de pepino sem sementes, picado
1 ½ colher de sopa de cebola bem picada
¾ de colher de sopa de endro fresco bem picado ou 1 colher de chá de endro seco

Hambúrgueres de salmão:
1 lata de 420g de salmão rosa, escorrido e com a pele e os ossos removidos
¾ de xícara de aveia Quaker instantânea ou tradicional crua
$1/3$ de xícara de leite com 0% de gordura
2 claras de ovos, levemente batidas
1 colher de sopa de cebola bem picada
1 colher de sopa de endro fresco bem picado ou 1 colher de chá de endro seco

Misture o iogurte, o tomate, o pepino, a cebola e o endro em uma tigela pequena. Cubra e gele enquanto prepara os hambúrgueres de salmão. Misture bem todos os ingredientes para os hambúrgueres em uma tigela média. Deixe descansar por 5 minutos. Faça 5 hambúrgueres ovais de 2,5cm de espessura.
Unte levemente uma frigideira antiaderente com spray culinário. Cozinhe os hambúrgueres em fogo médio, por 3 a 4 minutos de cada lado, ou até ficarem dourados e quentes. Sirva com o molho.

Informações nutricionais por porção: rendimento 5 porções, 170 calorias, 6g de gorduras totais, 1g de gordura saturada, 12g de carboidratos, 19g de proteína, 2g de fibra, 400mg de sódio.
Conte como: ½ carboidrato emagrecedor, 1 ½ proteína emagrecedora.

Atum picante

½ xícara de iogurte natural com 0% de gordura
½ colher de sopa de azeite de oliva
4 filés de atum de 140g
Suco e raspas de 1 limão
1 ½ colher de sopa de pimenta-do-reino esmagada
3 colheres de sopa de salsa picada
500g de folhas de espinafre frescas
Sal a gosto (use com cautela!)

Misture o iogurte com o azeite. Pincele os filés de atum com essa combinação. Misture as raspas de limão (reserve o suco), a pimenta e a salsa e polvilhe sobre os filés de atum. Deixe descansar por 20 minutos.
Preaqueça a grelha. Salgue levemente o atum e grelhe por 3-4 minutos de cada lado. Enquanto isso, cozinhe o espinafre no vapor; tempere a gosto e borrife com o suco de limão. Divida entre quatro pratos e cubra com filé de atum.

Informações nutricionais por porção: rendimento 4 porções, 200 calorias, 3,5g de gorduras totais, 1g de gordura saturada, 9g de carboidratos, 36g de proteína, 4g de fibra, 170mg de sódio.
Conte como: 2 proteínas emagrecedoras, 1 ½ limpador/anti-inchaço.

Ceviche peruano com batata, halibute e manga

500g de batatas descascadas e cortadas em cubos de 6mm
1 xícara de milho fresco ou congelado
500g de halibute, black bass, robalo riscado ou peixe-batata, cortado em cubos de 1cm
1 manga grande descascada, sem caroço e picada
½ xícara de cebola roxa cortada ao meio e finamente fatiada
1 pimenta jalapeño fresca pequena, sem os cabos e as sementes, bem picada
½ xícara de suco de limão Tahiti espremido na hora
¼ de xícara de coentro bem picado
½ colher de chá de sal
½ colher de chá de pimenta-do-reino moída na hora
6 folhas de alface grandes

Ferva água em uma caçarola grande em fogo alto. Acrescente as batatas; ferva por 5 minutos.

Adicione o milho e ferva por cerca de 5 minutos, até as batatas ficarem macias. Passe por um escorredor colocado na pia, ponha em uma tigela grande não reativa (veja a Nota abaixo) e deixe esfriar à temperatura ambiente por cerca de 1 hora.

Acrescente o peixe, a manga, a cebola, a pimenta jalapeño, o suco de limão, o coentro, o sal e a pimenta-do-reino; sacuda bem. Cubra e leve à geladeira por no mínimo 6 horas e até 24 horas, sacudindo de vez em quando. Sirva sobre folhas de alface.

Nota: uma tigela não reativa não formará compostos químicos prejudicais quando um ácido (como o suco de limão) tocar sua superfície. Materiais não reativos incluem vidro à prova de calor, aço inoxidável, ferro esmaltado ou aço esmaltado. Utensílios de cozinha reativos são feitos de estanho, cobre e alumínio não anodizado; certas tintas e substâncias químicas presentes em cerâmica e vidro decorativo também são reativas.

Informações nutricionais por porção: rendimento 6 porções, 198 calorias, 2g de gorduras totais, 0g de gordura saturada, 27g de carboidratos, 19g de proteína, 3g de fibra, 245mg de sódio.
Conte como: 1 carboidrato emagrecedor, 1 proteína emagrecedora.

De www.potatogoodness.com.

Ovos recheados ao pesto

Com proteína de alta qualidade e menos de 100 calorias cada, os ovos recheados são um ótimo lanche.

6 ovos cozidos
3 colheres de sopa de queijo parmesão ralado
2 colheres de sopa de iogurte natural semidesnatado
1 colher de chá de folhas de manjericão esmagadas
½ colher de chá de alho em pó

Corte os ovos ao meio, no sentido do comprimento. Retire as gemas e reserve as claras. Amasse as gemas com um garfo. Acrescente os ingredientes restantes e mexa até misturá-los bem. Recheie as claras usando cerca de 1 colher de sopa de mistura de gema para cada metade de ovo. Gele para combinar os sabores.

Informações nutricionais por porção de ⅙ de receita: rendimento 6 porções, 93 calorias, 6g de gorduras totais, 1g de carboidratos, 8g de proteína, 0g de fibra, 112mg de sódio.
Conte como: 1 proteína emagrecedora.

De www.incredibleEgg.org.

Chips de milho com vegetais e feijão magros das Gêmeas da Nutrição

1 colher de chá de azeite de oliva

1 xícara de cebola cortada em cubos

¾ de xícara de pimentão vermelho cortado em cubos

¾ de xícara de pimentão verde cortado em cubos

¼ de xícara de abobrinha picada

1 colher de sopa de chili em pó

2 colheres de chá de orégano seco

1 colher de chá de cominho moído

1 dente de alho bem picado

1 xícara de grão-de-bico em lata, lavado e escorrido, ou grão-de-bico fresco, cozido e escorrido

½ xícara de feijão-preto em lata, lavado e escorrido ou feijão-preto fresco, cozido e escorrido

1 lata de 230g de molho de tomate sem sal

1 saco grande de chips de milho (use 5-6 para usar como concha por porção)

¾ de xícara de alface americana ou romana

¾ de xícara de tomate cortado em cubos

½ xícara de queijo cheddar ou Feta de gordura reduzida em tiras finas

½ xícara de molho mexicano de baixo sódio ou sem adição de sal

Esquente o azeite em uma frigideira grande antiaderente em fogo médio-alto.

Acrescente a cebola e os sete próximos ingredientes (da cebola ao alho) e salteie por 2 minutos. Adicione o grão-de-bico, o feijão e o molho de tomate.

Deixe levantar fervura; abaixe o fogo e cozinhe em fogo brando por 20 minutos, ou até engrossar.

Com uma colher, coloque ¼ de xícara da mistura de feijão sobre os chips.

Cubra cada porção com alface, 1 colher de sopa de tomate, 2 colheres de chá de queijo e 2 colheres de chá de molho.

Informações nutricionais por porção: rendimento 12 porções, 152 calorias, 6g de gorduras totais, 1g de gordura saturada, 21g de carboidratos, 6g de proteína, 4g de fibra, 216mg de sódio.

Conte como: 1 carboidrato emagrecedor, ¼ de proteína emagrecedora, 1 limpador/anti-inchaço.

Frango à parmegiana magro das Gêmeas da Nutrição

4 peitos de frango sem pele de 90g

4 claras de ovos

$^2/_3$ de xícara de farinha de rosca (ou, como uma "salternativa" melhor e saudável, esfarele 2 fatias de pão integral para usar como farinha de rosca)

¾ de xícara de queijo semidesnatado ralado

4 colheres de sopa de queijo parmesão 0% de gordura

2 xícaras de molho de tomate de baixo sódio com menos de 40 calorias por porção

Alho em pó a gosto

Pimenta-do-reino a gosto

Lave os peitos de frango.

Preaqueça o forno a 180° C. Mergulhe os frangos nas claras de ovos (ou use apenas a água da lavagem para grudar a farinha de rosca).

Despeje a farinha de rosca em um saco plástico. Ponha dentro um peito de frango de cada vez e sacuda o saco para cobrir o peito com a farinha de rosca.

Balance para retirar o excesso de farinha. Ponha os frangos em uma travessa de vidro rasa e asse por 25 minutos ficarem totalmente cozidos.

Quando estiverem prontos, cubra-os de queijo e polvilhe com o queijo parmesão.

Leve de volta ao forno, até o queijo derreter. Enquanto o queijo derrete, esquente o molho no fogão ou micro-ondas.

Depois que o queijo derreter, retire os frangos do forno e coloque-os em pratos. Despeje o molho quente por cima. Sirva e saboreie!

Informações nutricionais por porção: rendimento 4 porções, 291 calorias, 8g de gorduras totais, 4g de gordura saturada, 18g de carboidratos, 35g de proteína, 1g de fibra alimentar, 391mg de sódio.

Conte como: 2 proteínas emagrecedoras, ½ carboidrato emagrecedor, 1 limpador/anti-inchaço.

Frango havaiano magro das Gêmeas da Nutrição

O abacaxi dá ao frango um delicioso sabor adocicado, sem falar na dose de vitamina C.

1 lata de 300g de abacaxi em fatias não adoçado, conservado no próprio suco
1 colher de chá de alho picado
1 colher de chá de maisena
1 pimentão
1 cebola média
1 colher de chá de molho inglês
1 colher de chá de mostarda Dijon
½ colher de chá de tomilho seco
$^{1}/_{8}$ de colher de chá de gengibre
4 peitos de frango sem pele e sem osso (cerca de 500g)

Preaqueça o forno a 200° C.

Lave bem o pimentão e corte-o em pedaços pequenos. Descasque e fatie a cebola e reserve, junto com o pimentão. Escorra o abacaxi, guardando o suco.

Misture o suco de abacaxi com o alho, a maisena, o molho inglês, a mostarda, o tomilho e o gengibre.

Unte uma assadeira de 20 x 20cm com spray culinário antiaderente. Ponha os peitos de frango na assadeira e cubra-os com o pimentão e a cebola. Despeje a mistura de suco por cima dos peitos de frango e dos vegetais.

Asse por 20 minutos. Com uma colher, despeje os sucos da assadeira sobre os peitos de frango. Acrescente uma fatia de abacaxi a cada pedaço de frango e aqueça por mais 5 minutos ou até o frango ficar bem cozido.

Informações nutricionais por porção: rendimento 4 porções, 170 calorias, 3g de gorduras totais, 500mg de gordura saturada, 10g de carboidratos, 26g de proteína, 3g de fibra, 101mg de sódio.

Conte como: 1 ¾ de proteína emagrecedora, 1 limpador/anti-inchaço.

Peru ao alecrim com vegetais magro das Gêmeas da Nutrição

500g de filé de peito de peru fatiado com toda a gordura visível removida
½ xícara de caldo de galinha de baixo sódio
1 colher de sopa de maisena
⅛ de colher de chá de sal
⅛ de colher de chá de pimenta-do-reino
Óleo vegetal em spray
2 colheres de sopa de vinagre balsâmico
1 colher de chá de alecrim fresco cortado ou ¼ de colher de chá de alecrim seco esmagado
290g de cogumelos chanterelle ou champignon de Paris lavados, aparados e fatiados
2 cenouras descascadas e fatiadas
2 talos de alho fatiados
¼ de xícara de chalota ou cebola picada
Alecrim fresco (opcional)

Lave e seque os filés de peito de peru. Reserve.

Em uma tigela pequena, misture o caldo de galinha, a maisena, o sal e a pimenta-do-reino. Borrife uma frigideira grande com óleo vegetal e ponha em fogo médio-alto. Quando esquentar, acrescente metade dos filés. Cozinhe por 2 minutos de cada lado ou até ficarem macios e perderem o tom rosado. Repita com os filés restantes.

Afaste a frigideira do fogo. Retire os filés e mantenha-os quentes.

Adicione o vinagre e o alecrim à frigideira, mexendo para raspar os pedaços dourados do fundo. Leve a frigideira novamente ao fogo e acrescente os cogumelos, as cenouras e a chalota ou cebola.

Cozinhe em fogo médio por mais ou menos 8 minutos, mexendo, até os vegetais ficarem macios. Adicione a mistura de caldo. Cozinhe e mexa por 3 minutos, ou até engrossar e borbulhar. Cozinhe por mais 2 minutos, mexendo constantemente. Sirva molho com os filés de peru. Se quiser, sirva sobre uma cama de alecrim.

Informações nutricionais por porção (com 2 colheres de sopa de molho por porção): rendimento 4 porções, 169 calorias, 4g de gorduras totais, 1g de gordura saturada, 5g de carboidratos, 28g de proteína, 2,5g de fibra, 137mg de sódio.

Conte como: 1 ¾ de proteína emagrecedora, 1 limpador/anti-inchaço.

Frango de verão com molho mexicano das Gêmeas da Nutrição

1 pepino descascado e cortado em cubos
1 tomate cortado em cubos
½ cebola vermelha cortada em cubos
1 pimenta vermelha cortada em cubos
1 maçã vermelha descascada e cortada em cubos
Suco de 2 limões Tahiti
6 peitos de frango de 115g

Em uma tigela, misture todos os ingredientes (exceto os peitos de frango). Leve à geladeira.
Grelhe os peitos de frango em fogo médio até ficarem bem cozidos.
Despeje o molho mexicano frio sobre os peitos de frango quentes e sirva.

Informações nutricionais por porção: rendimento 6 porções, 217 calorias, 4g de gorduras totais, 1g de gordura saturada, 9g de carboidratos, 35g de proteína, 2g de fibra, 86mg de sódio.
Conte como: 2 proteínas emagrecedoras, ½ limpador.

Frango com feijão-branco e alecrim

Adoramos pratos italianos como este. Fica pronto em 30 minutos.

$1/3$ de xícara de molho para salada tipo italiano (preferivelmente de baixo sódio)
4 peitos de frango sem pele e sem osso (cerca de 550g)
¼ de xícara de água
3 cenouras médias fatiadas (1 ½ xícara)
3 talos de aipo médios fatiados (1 ½ xícara)
¼ de tomates secos em óleo escorridos e grosseiramente picados
1 colher de chá de folhas de alecrim secas esmagadas
1 lata (540g) de feijão cannellini lavado e escorrido

Esquente o molho em fogo médio-alto em uma frigideira de 30cm. Cozinhe os peitos de frango no molho por 2 a 3 minutos de cada lado ou até que fiquem levemente dourados.

Diminua o fogo para médio-baixo. Coloque na frigideira a água, as cenouras, o aipo, os tomates e o alecrim.

Tampe e cozinhe em fogo brando por 10 minutos ou até as cenouras ficarem macias, mas ainda crocantes, e o suco do frango sair claro quando sua parte mais grossa for cortada (75° C).

Adicione o feijão e tampe. Cozinhe por 5 a 6 minutos ou até o feijão ficar bem quente.

Verifique se os peitos de frango estão prontos no tempo mínimo de cozimento cortando a parte mais grossa com uma faca para ver se os sucos estão claros.

Informações nutricionais por porção: rendimento 4 porções, 392 calorias, 9g de gorduras totais, 2g de gordura saturada, 33g de carboidratos, 42g de proteína, 9g de fibra, 340mg de sódio.
Conte como: 2 proteínas emagrecedoras, 1 ¼ de carboidrato emagrecedor, 1 condimento emagrecedor, ½ limpador/anti-inchaço.

Lasanha de abobrinha

250g de lasanha cozida em água sem sal
¾ de xícara de queijo muçarela ligth ralado
1 ½ xícara de queijo cottage com 0% de gordura*
¼ de xícara de queijo parmesão ralado
1 ½ xícara de abobrinha crua fatiada
2 ½ xícaras de molho de tomate de baixo sódio
2 colheres de chá de manjericão seco
2 colheres de chá de orégano seco
¼ de xícara de cebola picada
1 dente de alho
⅛ de colher de chá de pimenta-do-reino

Preaqueça o forno a 180° C. Unte levemente uma assadeira de 23 x 33cm com óleo vegetal em spray.

Em uma tigela pequena, misture ⅛ de xícara de muçarela com 1 colher de sopa de queijo parmesão. Reserve.

Em uma tigela média, misture bem a muçarela e o parmesão restantes com todo o queijo cottage. Reserve.

Misture o molho de tomate com os ingredientes restantes. Espalhe uma camada fina de molho de tomate no fundo da assadeira. Acrescente ⅓ da massa de lasanha em uma única camada. Espalhe metade da mistura de queijo cottage por cima. Adicione uma camada de abobrinha. Repita a camada. Acrescente uma cobertura fina de molho. Cubra com a massa, o molho e a mistura de queijo reservada. Tampe com papel-alumínio. Asse por 30 a 40 minutos. Deixe esfriar por 10 a 15 minutos. Rende 6 porções.

Informações nutricionais por porção: rendimento 6 porções, 200 calorias, 5g de gorduras totais, 3g de gordura saturada, 24g de carboidratos, 15g de proteína, 3g de fibra, 368mg de sódio.

* Para reduzir o sódio, use queijo cottage de baixo sódio. O novo teor de sódio para cada porção é 165mg.

Conte como: 1 carboidrato emagrecedor, 1 proteína emagrecedora, ½ limpador/anti-inchaço.

De The National Heart, Lung, and Blood Institute.

Barras de amendoim rápidas e magras das Gêmeas da Nutrição

1 xícara de amendoim sem sal

1 colher de sopa de gengibre fresco bem picado

2 colheres de sopa de sementes de gergelim

½ xícara de uvas-passas

½ xícara de tâmaras

2 colheres de sopa de mel

Passe todos os ingredientes (exceto o mel) por um processador de alimentos até que fiquem razoavelmente misturados. Não moa totalmente para manter um pouco da textura. Acrescente o mel e misture--o por tempo suficiente apenas para ser incorporado.

Em um prato ou uma assadeira quadrada, aperte a mistura em um quadrado de cerca de 2cm de espessura e leve à geladeira por pelo menos 1 hora. Corte em quadrados de 5cm.

Informações nutricionais por porção de 1 barra: rendimento 8-10 barras, 120 calorias, 6g de gorduras totais, 5g de gordura saturada, 15g de carboidratos, 4g de proteína, 2g de fibra, 3mg de sódio.

Conte como: 1 monoemagrecedor, ¼ de proteína emagrecedora.

Enroladinho de banana e manteiga de amendoim magro das Gêmeas da Nutrição

Embora a combinação possa parecer estranha, também é rápida e deliciosa. É um ótimo café da manhã para quando você está com pressa.

1 banana de tamanho médio
1 colher de sopa de manteiga de amendoim natural
1 fatia de pão integral (ou qualquer outro pão na lista de carboidratos emagrecedores da fase inicial)

Espalhe a manteiga de amendoim sobre a banana. Enrole a banana no pão e saboreie!

Informações nutricionais por porção: 273 calorias, 9g de gorduras totais, 2g de gordura saturada, 46g de carboidratos, 7g de proteína, 7g de fibra, 129mg de sódio.
Conte como: 1 carboidrato emagrecedor, 1 monoemagrecedor, 1 limpador/anti-inchaço.

Picolés de pêssego e creme

½ xícara de pêssegos frescos descascados e picados
$\frac{1}{3}$ de xícara de pêssegos frescos descascados e transformados em purê
$\frac{2}{3}$ de xícara de iogurte desnatado sabor baunilha

Bata ligeiramente todos os ingredientes em uma tigela pequena. Com uma colher, despeje em 4 formas de picolé e insira o palito. Congele por pelo menos 4 horas.

Informações nutricionais por porção (1 picolé): rendimento 4 picolés, 40 calorias, 0 de gorduras totais, 0 de gordura saturada, 7g de carboidratos, 2g de proteína, 1g de fibra, 258mg de sódio.
Conte 1 picolé como: ¼ de limpador/anti-inchaço, ¼ de proteína emagrecedora.

De California Tree Fruit Agreement (CTFA).

Smoothie de mirtilos e ameixa

1 xícara de suco de ameixa

1 xícara de mirtilos congelados

½ xícara de iogurte natural 0% de gordura

1 a 2 colheres de sopa de mel

1 xícara de cubos de gelo

Bata todos os ingredientes no liquidificador até ficarem homogêneos, acrescentando mais cubos de gelo se preferir um smoothie mais grosso.

Informações nutricionais por porção: rendimento 2 porções, 190 calorias, 500mg de gordura, 0 de gordura saturada, 44g de carboidratos, 3g de proteína, 3,5g de fibra, 63mg de sódio.
Conte como: 1 ½ limpador/anti-inchaço, ½ proteína emagrecedora.

De Sunsweet Growers, Inc.

Pipoca com canela

1 ½ colher de chá de açúcar
½ colher de chá de canela moída
1 pacote de pipoca de micro-ondas de até 100 calorias
⅓ de xícara de cerejas ácidas secas
⅓ de xícara de mirtilos secos
Spray culinário antiaderente com sabor de manteiga

Misture o açúcar com a canela em uma tigela pequena e reserve. Faça a pipoca segundo as instruções da embalagem e adicione as cerejas ácidas e os mirtilos. Unte levemente com o spray culinário. Polvilhe com a mistura de açúcar; sacuda até cobrir.

Pipoca picante: faça a pipoca segundo as instruções, mas substitua o tempero pronto para torta de maçã por ¼ de colher de chá de pimenta--da-jamaica e tempere a gosto com pimenta-caiena.

Informações nutricionais por porção de 2 xícaras: 223 calorias, 1g de gorduras totais, 0 de gordura saturada, 47g de carboidratos, 4g de proteína, 4g de fibra, 65mg de sódio.

Pipoca picante:

Informações nutricionais por porção de 2 xícaras: 223 calorias, 1g de gorduras totais, 0 de gordura saturada, 47g de carboidratos, 4g de proteína, 4g de fibra, 66mg de sódio.

Conte como: 2 carboidratos emagrecedores.

Panquecas proteicas de mirtilo

Este é um ótimo café da manhã porque combina frutas, grãos integrais e proteínas em deliciosas panquecas. Elas lhe fornecem nutrientes e energia duradoura. Saboreie-as!

1 xícara de queijo cottage semidesnatado
¾ de xícara de *Egg Beaters* (equivale a 3 ovos)
¼ de xícara de leite desnatado
1 xícara de farinha de trigo integral
2 colheres de sopa de açúcar ou o equivalente em adoçante artificial (ou 2 colheres de sopa da maioria dos adoçantes artificiais)
1 xícara de mirtilos

Bata o queijo cottage, o substituto do ovo, o leite e a farinha no liquidificador até a massa ficar homogênea. Acrescente o açúcar e bata de novo. Unte uma frigideira com spray culinário antiaderente. Quando ficar quente, despeje a massa na frigideira para fazer 12 panquecas. (Se a frigideira for pequena, faça aos poucos.) Jogue mirtilos sobre cada panqueca. Cozinhe até dourar dos dois lados.

Os mirtilos dão tanto sabor que essas panquecas ficam deliciosas sem cobertura. Se você quiser adicionar algo, experimente calda livre de açúcar, que lhe poupará centenas de calorias comparado com a versão comum.

Informações nutricionais por porção (1 porção equivale a 2 panquecas): rendimento 12 panquecas de 10cm, 125 calorias (129 calorias sem o adoçante artificial), 1g de gorduras totais, 0 de gordura saturada, 25g de carboidratos (20g com adoçante artificial), 11g de proteína, 4g de fibra, 215mg de sódio.

Conte como: ¼ de carboidrato emagrecedor, ¾ de proteína emagrecedora, ½ limpador.

Rabanada com laranja e canela

Suco de laranja, baunilha e noz-moscada dão um sabor surpreendente às rabanadas. Você também pode usar sidra de maçã com pão de canela ou qualquer outro suco, aromatizante ou tempero que quiser, junto com um tipo diferente de pão multigrãos integral.

6 ovos
1 colher de sopa de raspas de laranja
½ xícara de suco de laranja
¼ de xícara de leite desnatado ou semidesnatado
⅓ de xícara de açúcar
½ colher de chá de baunilha
¼ de colher de chá de noz-moscada moída
8 fatias de pão de passas integral da véspera
Spray culinário
Açúcar de confeiteiro (opcional)
Fatias de laranja (opcional)

Preaqueça o forno a 190° C.
Em uma tigela média, bata junto os ovos, as raspas e o suco de laranja, o leite, o açúcar, a baunilha e a noz-moscada até misturar bem.
Ponha o pão em uma só camada em uma frigideira de 33 x 23 x 5cm. Despeje a mistura de ovo sobre o pão. Deixe o pão absorver totalmente o líquido, por cerca de 5 minutos, virando-o uma vez. Unte uniformemente 2 assadeiras com spray culinário. Coloque as fatias de pão em uma só camada nas assadeiras.
Asse por 12 a 15 minutos. Vire as fatias. Continue assando por 10 a 12 minutos, até dourarem.
Se desejar, polvilhe com o açúcar de confeiteiro e sirva com fatias de laranja. Só se lembre de contar ½ laranja como ½ limpador/anti--inchaço.

Informações nutricionais por porção: rendimento 4 porções usando leite com 2% de gordura sem ingredientes opcionais, 332 calorias, 9g de gorduras totais, 3g de gordura saturada, 49g de carboidratos, 13g de proteína, 3g de fibra, 285mg de sódio.

Conte como: 2 carboidratos emagrecedores, 1 ½ proteína emagrecedora.

De www.IncredibleEgg.org.

Omelete da quitanda

4 ovos
2 colheres de chá de queijo parmesão ralado
½ colher de chá de folhas de manjericão esmagadas
¼ de colher de chá de alho em pó
Spray culinário
½ xícara de abobrinha finamente fatiada
½ xícara de abóbora-moranga amarela
½ xícara de cogumelos frescos fatiados
¼ de xícara de pimentão vermelho picado
¼ de xícara de água e 2 colheres de sopa de água adicionais

Em uma caçarola pequena, em fogo médio, salteie todos os vegetais com 2 colheres de sopa de água. Tampe e cozinhe por 3 a 4 minutos, até os vegetais ficarem macios, mas ainda crocantes. Destampe e cozinhe até o líquido evaporar. Tampe e mantenha quente enquanto prepara as omeletes.

Em uma tigela pequena, bata junto os ovos, ¼ de xícara de água, o queijo e os temperos, até misturar bem.

Unte uma frigideira antiaderente de 18 x 25cm com spray culinário. Despeje ½ xícara da mistura de ovo de modo a chegar imediatamente até as bordas.

Com uma espátula, solte as partes cozidas nas bordas na direção do centro para que as partes cruas possam atingir a superfície quente da frigideira, inclinando a frigideira e movendo as partes cozidas quando necessário.

Quando a parte de cima engrossar e não houver ovo líquido visível, recheie com metade da mistura de vegetais reservada.

Com a espátula, dobre ou enrole a omelete. Vire-a no prato com um movimento rápido da mão ou deslize-a até ele. Mantenha quente. Faça a segunda omelete com o ovo e os vegetais restantes.

Informações nutricionais por porção de ½ receita usando spray culinário: rendimento 2 porções, 180 calorias, 11g de gorduras totais, 3g de gordura saturada, 5g de carboidratos, 14g de proteína, 160mg de sódio. Conte como: 2 proteínas emagrecedoras, 1 limpador/anti-inchaço.

De www.IncredibleEgg.org.

Smoothie de banana, morango e mirtilo das Gêmeas da Nutrição

1 xícara de leite de soja (enriquecido com cálcio)
1 banana grande
½ xícara de mirtilos frescos ou congelados não adoçados
½ xícara de morangos congelados não adoçados
1 colher de chá de linhaça seca

Bata o leite de soja, a banana, os mirtilos, os morangos e a linhaça no liquidificador, até misturar bem.

Informações nutricionais por porção: rendimento 1 porção, 301 calorias, 7g de gorduras totais, 1g de gordura saturada, 56g de carboidratos, 11g de fibra, 10g de proteína, 140mg de sódio.
Conte como: 2 limpadores/anti-inchaços, 1 proteína emagrecedora.

Frittata de abobrinha e tomate

Esta frittata é maravilhosa no café da manhã ou em um brunch elegante. Combina temperos e vegetais frescos em um prato delicioso.

1 colher de chá de azeite de oliva
1 abobrinha média cortada ao meio no sentido do comprimento e, depois, em fatias de 5mm
1 tomate picado
2 colheres de sopa de cebola seca picada
½ colher de chá de alho em pó
¼ de colher de chá de folhas de tomilho secas
⅛ de colher de chá de pimenta-do-reino moída
3 ovos
½ xícara de queijo cheddar em tiras

Esquente o azeite em uma frigideira antiaderente de 22cm em fogo médio-alto. Acrescente a abobrinha; cozinhe, mexendo, por 2 minutos. Adicione o tomate, a cebola picada, o alho em pó, o sal temperado, as folhas de tomilho e a pimenta-do-reino; cozinhe, mexendo, por 7 minutos.
Polvilhe com queijo. Tampe e cozinhe por mais 2 minutos ou até o queijo derreter.

Informações nutricionais por porção: rendimento 4 porções, 146 calorias, 10g de gorduras totais, 5g de carboidratos, 9g de proteína, 1g de fibra, 77mg de sódio.
Conte como: 1 ¼ de proteína emagrecedora, ½ limpador/anti-inchaço.

De www.mccormick.com.

Salada de frango

¼ de xícara de aipo picado

1 colher de sopa de suco de limão

½ colher de chá de cebola em pó

⅛ de colher de chá de sal* (ou omita, se preferir)

3 colheres de sopa de maionese light

3 ¼ de xícara de peito de frango sem pele, cozido e cortado em cubos

Misture bem todos os ingredientes em uma tigela grande e sirva.

Informações nutricionais por porção: rendimento 5 porções, 176 calorias, 6g de gorduras totais, 2g de gordura saturada, 2g de carboidratos, 27g de proteína, 0 de fibra.
*120mg de sódio.
Conte como: 1 ½ proteína emagrecedora, 1 condimento.

Salada cremosa de atum com tomate seco e manjeridão

1 lata de 170g de atum com sódio reduzido ou "sem adição de sal"
3 colheres de sopa de iogurte 0% de gordura
2 colheres de sopa de maionese light
5 raminhos de manjericão picados
1 pitada de orégano (opcional)
10 tomates secos em óleo, escorridos e picados
2 xícaras de alface romana
Limão (opcional)

Misture o atum escorrido com o iogurte, a maionese, o manjericão e os tomates secos. Divida a alface entre dois pratos e cubra-a com atum. Se quiser, borrife com limão.

Informações nutricionais por porção: rendimento 2 porções, 200 calorias, 11g de gorduras totais, 25g de gordura saturada, 7g de carboidratos, 16g de proteína, 1g de fibra, 230mg de sódio.
Conte como: 1 ½ proteína emagrecedora, 1 limpador/anti-inchaço, ½ monoemagrecedor.

Salada de outono Gold Coast com figos califórnia

Folhas de alface
2 laranjas descascadas e finamente fatiadas
$2/3$ de xícara de figos secos, com os cabos removidos e cortados em quatro partes
1 maçã ou pera madura, descaroçada e finamente fatiada

Molho cremoso de cardamomo:
½ xícara de iogurte desnatado sabor baunilha
½ colher de chá de mel
¼ de colher de chá de cardamomo moído ou canela
¼ de colher de chá de coco tostado (guarnição)

Em quatro pratos de salada individuais, arrume uma camada de folhas de alface. Coloque as fatias de laranja, os quartos de figo e as fatias de maçã, decorativamente, sobre a alface. Para o molho, misture bem em uma tigela pequena o iogurte, o mel e o cardamomo moído. Derrame a mistura sobre as saladas. Polvilhe as saladas com coco para guarnecer.

Informações nutricionais por porção: rendimento 4 porções, 134 calorias, 1g de gorduras totais, 0 de gordura saturada, 33g de carboidratos, 3g de proteína, 5g de fibra, 18mg de sódio.
Conte como: 1 ¼ de limpador/anti-inchaço.

De www.californiafigs.com.

Salada da colheita com carne de porco

500g de lombinho de porco

1 colher de sopa de margarina light

1 maçã verde descaroçada e fatiada

1 cebola média fatiada

8 xícaras de mistura de salada primavera

½ xícara de cranberries secos

40 borrifos de spray de molho de salada de mostarda com mel

Preaqueça o forno a 220°C. Tempere o lombinho com pimenta-do-reino. Coloque-o em uma assadeira grande. Asse por 20 minutos ou até ficar cozido.

Enquanto isso, em uma frigideira antiaderente de 25cm, derreta a margarina light em fogo médio-alto e cozinhe a maçã e a cebola, mexendo frequentemente, por 5 minutos ou até dourarem. Deixe esfriar ligeiramente. Em uma travessa de servir, arrume a mistura de salada primavera. Cubra com lombinho fatiado, a mistura quente de maçã e os cranberries. Imediatamente antes de servir, borrife com o spray de molho de salada de mostarda com mel.

Informações nutricionais por porção: rendimento 4 porções, 280 calorias, 10g de gorduras totais, 3g de gordura saturada, 27g de carboidratos, 25g de proteína, 5g de fibra, 203mg de sódio.

Conte como: 2 proteínas emagrecedoras, 2 limpadores/anti-inchaços.

De www.wishbone.com.

Salada de camarão e milho

Suco de ½ limão

1 colher de sopa de suco de laranja

¼ de xícara de maionese light

2 colheres de chá de mostarda em grãos

4 dentes de alho bem picados

1 colher de chá de óleo de canola

500g de camarão com as cascas e veias retiradas

2 xícaras de milho, retiradas de 2 a 3 espigas

6 xícaras de verduras

¼ de cebola roxa finamente fatiada

1 xícara de tomates-cereja, cortados em quartos

Em uma tigela grande, misture todos os sucos, a maionese e a mostarda. Em uma frigideira antiaderente grande, salteie o alho no óleo em fogo médio, até dourar. Acrescente o camarão e o milho. Salteie por 2-3 minutos, até o camarão ficar opaco.

Misture o camarão e o milho com o molho na tigela. Arrume as verduras em quatro pratos. Cubra com o camarão e o milho. Guarneça com os tomates e a cebola.

Informações nutricionais por porção: rendimento 4 porções, 270 calorias, 9g de gorduras totais, 1,5g de gordura saturada, 22g de carboidratos, 26g de proteína, 3g de fibra, 360mg de sódio.

Conte como: 2 proteínas emagrecedoras, ¾ de carboidrato emagrecedor, 2 limpadores/anti-inchaços.

De Kate Sherwood.

Arroz aromático

Acrescentar sabor praticamente elimina a necessidade de adição de sal. Este arroz é muito fácil, saboroso e versátil. Combina particularmente bem com seu prato indiano favorito.

1 xícara de arroz integral basmati
2 xícaras de água
1 bastão de canela
2 vagens de cardamomo

Misture o arroz, a água, a canela e o cardamomo em uma caçarola de 2L. Deixe abrir fervura, reduza o fogo, tampe e cozinhe em fogo brando por 20 minutos ou até o arroz ficar macio.
Retire a caçarola do fogo. Afofe com um garfo, tampe e deixe descansar por mais 10 minutos.

Informações nutricionais por porção de ½ xícara: rende cerca de 4 porções, 98 calorias, 1g de gorduras totais, 0 de gordura saturada, 21g de carboidratos, 2g de proteína, 1,5g de fibra, 0 de sódio.
Conte como: 2 proteínas emagrecedoras, 1 carboidrato emagrecedor.

De Elizabeth Gordon, dona da Betsy & Claude Baking Co., loja especializada em soja, castanhas, laticínios e produtos assados sem glúten e ovo. www.betsyandclaude.com.

Batatas supertemperadas

1 batata grande própria para assar
1 cebola pequena
Spray culinário
1 colher de chá de mistura de temperos superpicantes

Corte a batata e a cebola em cubos. Coloque-os em uma frigideira média untada com spray culinário. Polvilhe com a mistura de temperos superpicantes. Salteie até ficarem macios.

Informações nutricionais por porção: rendimento 2 porções, 152 calorias, 0 de gorduras totais, 0 de gordura saturada, 35g de carboidratos, 4g de proteína, 4g de fibra, 16mg de sódio.
Conte como: 1 ½ carboidrato emagrecedor.

De www.MrsDash.com.

Risoto de cogumelos e cevada

4 xícaras de caldo de galinha ou vegetais de baixo teor de sódio e livre de gordura
2 colheres de sopa de azeite de oliva
1 cebola pequena picada
3 xícaras de cevadinha catada e lavada
1 xícara de vinho branco seco
500g de cogumelos portobello ou champignon de Paris aparados e fatiados
2 colheres de sopa de chalota picada
2 colheres de sopa de manjericão fresco picado
3 colheres de sopa de queijo parmesão ralado
Sal (opcional, use com cautela)

Em uma caçarola, deixe o caldo levantar fervura. Tampe a caçarola e desligue o fogo.

Esquente 1 colher de sopa do azeite de oliva em uma frigideira funda, em fogo médio. Acrescente a cebola e salteie até ficar macia. Abaixe o fogo. Adicione a cevadinha e mexa, para cobri-la com o azeite. Acrescente o vinho e cozinhe, mexendo, até o vinho ser absorvido. Adicione o caldo quente, ½ xícara de cada vez, mexendo frequentemente e adicionando mais ½ xícara sempre que o caldo estiver quase secando. Isso deve levar uns 30 minutos. (Talvez sobre um pouco de caldo.) Se a cevadinha ainda não estiver macia e o caldo tiver acabado, acrescente um pouco de água e continue a cozinhá-la.

Ponha a colher de sopa restante de azeite de oliva em uma frigideira, em fogo médio-alto. Acrescente os cogumelos e a chalota e salteie por cerca de 5 minutos, até os cogumelos dourarem e a chalota ficar macia. (Se a mistura começar a grudar, retire a frigideira do fogo e borrife os cogumelos com spray culinário antiaderente. Leve a frigideira de volta ao fogo e cozinhe até os cogumelos dourarem e a chalota ficar macia.)

Adicione a mistura de cogumelos e o manjericão à cevadinha. Tempere com sal e pimenta-do-reino. Sirva imediatamente, polvilhando com o queijo parmesão.

Informações nutricionais por porção: rendimento 4 porções, 257 calorias, 8g de gorduras totais, 2g de gordura saturada, 36g de carboidratos, 8g de proteína, 2g de fibra, 167mg de sódio.
Conte como: ½ carboidrato emagrecedor, 1 ½ proteína emagrecedora, 1 monoemagrecedor.

De www.mushroominfo.com e http://themushroomchannel.com/.

Purê de couve-flor magro das Gêmeas da Nutrição

1 couve-flor
$1/8$ de xícara de leite desnatado
2 dentes de alho picados
Pimenta-do-reino a gosto
10 borrifos de spray de manteiga

Cozinhe a couve-flor no vapor até que, ao lhe espetar um garfo, sinta que está macia. Bata bem no liquidificador a couve-flor (em pedaços), o leite desnatado, o alho e a pimenta-do-reino. Coloque a mistura em uma assadeira pequena e, se quiser, polvilhe com páprica. Asse no forno, a 180° C, até borbulhar.

Informações nutricionais por porção: rendimento 3 porções, 32,6 calorias, 1g de gorduras totais, 100mg de gordura saturada, 5,7g de carboidratos, 2,7g de proteína, 0 de fibra, 34,2mg de sódio.
Conte como: 2 limpadores/anti-inchaços.

Purê de batata magro das Gêmeas da Nutrição

2 batatas vermelhas pequenas (juntas, devem ser menores do que sua mão fechada – cada uma deve ter 2,5cm de diâmetro –, e as duas devem pesar juntas cerca de 90g)
2 colheres de sopa de Caldo anti-inchaço magro das Gêmeas da Nutrição ou caldo de galinha com pouco sal
Spray de margarina light (opcional)
1 colher de chá de queijo parmesão ralado

Ponha água em uma caçarola e deixe levantar fervura. Acrescente as batatas, com a casca e cozinhe-as por cerca de 10 minutos, até ficarem macias, mas ainda firmes. Escorra e coloque em uma tigela grande.
Misture as batatas com o caldo de galinha. Amasse-as até se transformarem em um purê cremoso. Se quiser, borrife com o spray de margarina e polvilhe com o queijo parmesão.
Como uma "salternativa": imediatamente após transferir as batatas cozidas e macias para uma tigela grande, acrescente um dente de alho picado (ou alho em pó), uma pitada de orégano seco e 1 colher de chá de queijo romano.

Informações nutricionais por porção: rendimento 1 porção, 120 calorias, 1g de gorduras totais, 0 de gordura saturada, 27g de carboidratos, 4g de proteína, 2,5g de fibra, 35mg de sódio.
Conte como: 1 carboidrato emagrecedor.

Pilaf de arroz magro das Gêmeas da Nutrição

1 xícara de arroz integral

1 xícara de cebolinha, picada fina

1 ½ xícara de caldo de galinha ou de legumes sem gordura e com pouco sódio

¼ de xícara de amêndoas tostadas, picadas finas

Coloque todos os ingredientes, menos as amêndoas, em uma panela elétrica de arroz e ligue-a. Quando o arroz estiver pronto, adicione as amêndoas.

Informações nutricionais por porção: rende 4 porções; 150 calorias, 3g de gorduras totais, 0 gorduras saturadas, 25g de carboidratos, 5g de proteína, 3g de fibras, 20mg de sódio.

Conte como: 1 ½ carboidrato emagrecedor.

Espinafre que você pode morder das Gêmeas da Nutrição

1 pacote de 290g de espinafre congelado ou 1 saco (de 260 a 290g) de espinafre cru
¾ de xícara de molho de tomate com manjericão de baixo teor de sódio ou outro molho de tomate de baixo teor de sódio, com menos de 40 calorias por porção
1 colher de sopa de queijo muçarela light
2 colheres de chá de queijo parmesão ralado

Cozinhe o espinafre fresco no vapor ou prepare o congelado segundo as instruções da embalagem. Esquente o molho de tomate e acrescente-o ao espinafre. Adicione o queijo e mexa. Divida o espinafre em duas porções e polvilhe com parmesão.

Informações nutricionais por porção: rendimento 2 porções, 86 calorias, 2g de gorduras totais, 1g de gordura saturada, 14g de carboidratos, 5,5g de proteína, 5g de fibra, 169mg de sódio.
Conte como: 2 ½ limpadores/anti-inchaços, ¼ de proteína emagrecedora.

Caldo anti-inchaço magro das Gêmeas da Nutrição

Depois de preparar o caldo, despeje-o em formas de gelo e guarde no congelador. Sempre que saltear algo, de vegetais a carnes, pegue um cubo e seu caldo de baixo teor de sódio estará devidamente pronto. Nota: quando preparar o caldo, mantenha a panela tampada o tempo todo, para os nutrientes permanecerem na água e não evaporarem.

5 dentes de alho amassados
1 cenoura grande raspada e cortada em fatias de 1,5cm
1 talo de bok choy cortado em fatias de 1,5cm (opcional)
2 talos grandes de alho cortados em fatias de 1,5cm
1 cebola média cortada em pedaços grandes
2 folhas de louro grandes
10 raminhos de salsa fresca deixada inteira
1 cogumelo fatiado
8 xícaras de água

Coloque todos os ingredientes em uma panela grande cheia de água fria. Tampe e deixe levantar fervura. Quando o caldo ferver, abaixe o fogo e continue a cozinhar, com a panela tampada, por 45 minutos a 1 hora. Quando esfriar, escorra o caldo. Guarde-o em um recipiente hermético na geladeira (onde se conservará por vários dias) ou no congelador (onde se conservará por vários meses). Descarte os vegetais cozidos e os outros ingredientes restantes.

Informações nutricionais por porção: rendimento 8 porções de 1 xícara, 18 calorias, 0 de gorduras totais, 0 de gordura saturada, 4g de carboidratos, 1g de proteína, 1g de fibra, 19mg de sódio.
Conte como: 1 brinde.

Sopa tailandesa de abóbora

Gengibre fresco e manteiga de amendoim cremosa dão um sabor tailandês distinto a esta sopa. Sirva com salada mista de verduras e fatias de manga salpicadas de mel.

2 xícaras de água
1 lata de 430g de creme de abóbora em lata, ou abóbora em lata batida até virar um creme
1 lata de 330g de néctar de manga
3 caldos de legumes em cubos
1 colher de chá de gengibre fresco bem picado ou ¾ de colher de chá de gengibre moído
2 ½ dentes de alho bem picados
½ colher de chá de pimentão vermelho esmagado
¼ de xícara de manteiga de amendoim cremosa
2 colheres de sopa de vinagre de arroz
3 colheres de sopa de cebolinha bem picada
²/₃ de xícara (lata de ,40g) de leite evaporado light

Misture a água, a abóbora, o néctar de manga, os cubos de caldo de legumes, o gengibre, o alho e o pimentão vermelho esmagado em uma caçarola grande. Deixe levantar fervura, mexendo de vez em quando. Abaixe o fogo.
Acrescente a manteiga de amendoim, o vinagre e a cebolinha. Cozinhe, mexendo de vez em quando, por 5 a 8 minutos ou até a sopa voltar a ferver. Adicione o leite evaporado.
Para congelar: faça a sopa e deixe-a esfriar totalmente. Coloque em um recipiente hermético e congele por até 2 meses. Descongele na geladeira durante a noite.
Esquente bem em uma caçarola em fogo médio por 15 a 30 minutos, mexendo de vez em quando.

Informações nutricionais por porção: rendimento 4 porções, 220 calorias, 9g de gorduras totais, 1,5g de gordura saturada, 31g de carboidratos, 9g de proteína, 6g de fibra, 160mg de sódio.

Conte como: 1 carboidrato emagrecedor, 1 proteína emagrecedora, $^1/_3$ de monoemagrecedor.

Molho vegetariano para espaguete

2 colheres de sopa de azeite de oliva

2 cebolas pequenas picadas

3 dentes de alho picados

1 ¼ de xícara de abobrinha fatiada

1 colher de sopa de orégano seco

1 colher de sopa de manjericão seco

1 lata de 230g de molho de tomate

1 lata de 170g de extrato de tomate de baixo sódio

2 tomates médios picados

1 xícara de água

Em uma frigideira média, esquente o azeite de oliva. Salteie a cebola, o alho e a abobrinha por 5 minutos, em fogo médio.

Acrescente os ingredientes restantes e cozinhe em fogo brando, com a frigideira tampada, por 45 minutos. Sirva sobre o espaguete.

Informações nutricionais por porção: rendimento 6 porções, 105 calorias, 5g de gorduras totais, 1g de gordura saturada, 15g de carboidratos, 3g de proteína, 4g de fibra, 253mg de sódio.

Conte como: 1 carboidrato emagrecedor.

De The National Heart, Lung and Blood Institute.

Molho vinagrete para salada

1 cabeça de alho, com os dentes separados e sem casca
½ xícara de água
1 colher de sopa de vinagre de vinho tinto
¼ de colher de chá de mel
1 colher de sopa de azeite de oliva extravirgem
¼ de xícara de pimenta-do-reino

Coloque os dentes de alho em uma caçarola pequena e despeje dentro água suficiente (cerca de ½ xícara) para cobri-los. Deixe a água abrir fervura, abaixe o fogo e cozinhe em fogo brando por 15 minutos, ou até o alho ficar macio.

Reduza o líquido para 2 colheres de sopa e aumente o fogo por 3 minutos. Despeje o conteúdo em uma peneira pequena e, com uma colher de pau, amasse o alho de modo a passá-lo para uma tigela. Acrescente o vinagre e o mel à mistura de alho; incorpore o azeite e o tempero.

Informações nutricionais por porção (2 colheres de sopa): rendimento 4 porções, 33 calorias, 3g de gorduras totais, 0 de gordura saturada, 1g de carboidratos, 0 de proteína, 0 de fibra, 1mg de sódio.
Conte como: 2 brindes ou 1 condimento.

Biscoitos de aveia com molho de maçã

1 xícara de farinha de trigo integral

3 xícaras de aveia instantânea cozida

1 colher de chá de bicarbonato de sódio

¼ de colher de chá de noz-moscada

1 xícara de molho de maçã não adoçado

1 xícara de açúcar (ou menos)

1 colher de chá de baunilha

⅔ de xícara de uvas-passas ou maçã seca

Misture a farinha de trigo, a aveia, o bicarbonato de sódio e a noz-moscada. Depois misture o molho de maçã, o açúcar e a baunilha e acrescente-os à mistura de aveia. Adicione as frutas secas. Enrole em pequenas bolas e achate-as sobre uma chapa, para formar biscoitos com 6mm de espessura. Asse no forno a 135º C, por 22-25 minutos.

Informações nutricionais por porção (por biscoito): rende aproximadamente 25 biscoitos, 88 calorias, 5g de gorduras totais, 0 de gordura saturada, 20g de carboidratos, 1,5g de proteína, 2g de fibra, 70mg de sódio. Conte como: 1 alimento com sinal vermelho.

Biscotti de amêndoas e mirtilos

Os mirtilos são conhecidos por suas poderosas qualidades antioxidantes, e pesquisas mostraram que a ingestão de frutas naturalmente ricas em antioxidantes ajuda a evitar problemas de saúde relacionados com o envelhecimento. Combine mirtilos secos com amêndoas cruas para cuidar bem de seu coração.

2 ovos
²/₃ de xícara de açúcar
1 colher de chá de extrato de amêndoas
¾ de xícara de farinha de trigo
½ colher de chá de bicarbonato de sódio
¼ de colher de chá de sal
1 saco grande (100g) de mirtilos secos
½ xícara de coco cortado em tiras ou em flocos
½ xícara de amêndoas cruas inteiras

Preaqueça o forno a 180° C e forre uma assadeira com papel vegetal. Bata os ovos, o açúcar e o extrato, juntos, em uma tigela média. Acrescente a farinha, o bicarbonato de sódio e o sal, mexendo para formar uma massa espessa. Adicione os mirtilos, o coco e as amêndoas. Molde a massa em uma bola sobre uma tábua enfarinhada. Aperte até formar um retângulo de 25 x 18cm (cerca de 1cm de espessura) na assadeira preparada. Asse por 30 minutos e deixe esfriar um pouco.

Corte em fatias muito finas com uma faca de serra e coloque em 2 assadeiras. Abaixe o fogo para 95° C e asse por 12 a 15 minutos de cada lado ou até começar a dourar nas bordas. Deixe esfriar totalmente para ficar crocante.

Informações nutricionais por porção (1 biscotti): rende cerca de 40 porções, 120 calorias, 3,5g de gorduras totais, 1g de gordura saturada, 21g de carboidratos, 3g de proteína, 2g de fibra, 75mg de sódio.
Conte como: ¼ de limpador/anti-inchaço, ¼ de monoemagrecedor, ½ alimento com sinal vermelho.

De Sunsweet Growers, Inc.

Brownies de chocolate

½ xícara de farinha de trigo não branqueada

¾ de xícara de cacau em pó não adoçado

½ colher de chá de bicarbonato de sódio

¼ de colher de chá de sal

3 claras de ovos

2 ovos inteiros

1 xícara de açúcar cristal

½ xícara de açúcar mascavo

$^2/_3$ de xícara de molho de maçã não adoçado

2 colheres de chá de extrato de baunilha

¼ de xícara de castanhas esmagadas (ou qualquer fruto oleaginoso de sua escolha)

Preaqueça o forno a 180° C. Unte uma assadeira de 32,5 x 23cm.

Misture a farinha, o cacau em pó, o bicarbonato de sódio e o sal em uma tigela de tamanho médio.

Em uma tigela grande, bata as claras de ovos com uma batedeira elétrica, até espumarem. Acrescente, aos poucos, os ovos, o açúcar cristal e o açúcar mascavo, até misturá-los bem. Adicione o molho de maçã e o extrato de baunilha. Acrescente a mistura de farinha.

Espalhe a massa na assadeira e polvilhe com as castanhas. Asse por cerca de 30 minutos ou até um garfo inserido no meio sair limpo. Não asse demais. Esfrie os brownies na assadeira sobre uma grade.

Informações nutricionais por porção (1 brownie): rendimento 32 brownies, 71 calorias, 2g de gorduras totais, 13g de carboidratos, 2g de proteína, 1g de fibra, 37mg de sódio.

Conte como: ¾ de alimento com sinal vermelho.

APÊNDICE I:
Sua medida da magreza: acompanhe seu progresso

Data	Peso	Cintura (área menor, em cm)	Nádegas/quadris (área mais larga, em cm)	Coxa (área mais larga, em cm)	Pressão arterial	Sangue (colesterol)

APÊNDICE II: O diário alimentar

Tempo	Fome* antes da refeição / Após a refeição	Ambiente alimentar Humor	Descrição do alimento/porção						Proteínas emagrecedoras	Carboidratos emagrecedores		Monoemagrecedores	Condimento	Alimentos com sinal amarelo	Alimentos com sinal vermelho
			Descrição	Porção	Descrição	Porção	Descrição	Porção	Laticínio	Limpadores/anti-inchaços	Frutas	Brindes			

Total de porção

Objetivo de porção

* Anote o quanto está com fome em uma escala de 1 a 10 (Se você estiver empanturrado após a ceia de Natal, avalie sua fome como 1.

Referências

Hills, S. "New Salt with a Larger Punch". Food Navigator.com. Acessado em 20/06/2008.

Merriam-Webster's Online Dictionary. http://www.merriam-webster.com/dictionary/salt. Acessado em 26/06/2008.

Salt Works. "History of Salt". http://www.saltworks.us/salt_info/si_HistoryOfSalt.asp. Acessado em 10/06/2008.

Stephens, A. "Well Seasoned: How salt can actually be good for you". http://www.independent.co.uk/lifestyle/health=and=families/health=news/well=seasoned=how=salt=can=actually=be=good=for=you=771.775.html. Acessado em 08/07/2009. Janeiro de 2008.

Este livro foi composto na tipologia Minion Pro,
em corpo 11.5/16.2, e impresso em papel off-white no Sistema
Cameron da Divisão Gráfica da Distribuidora Record.